T0224869

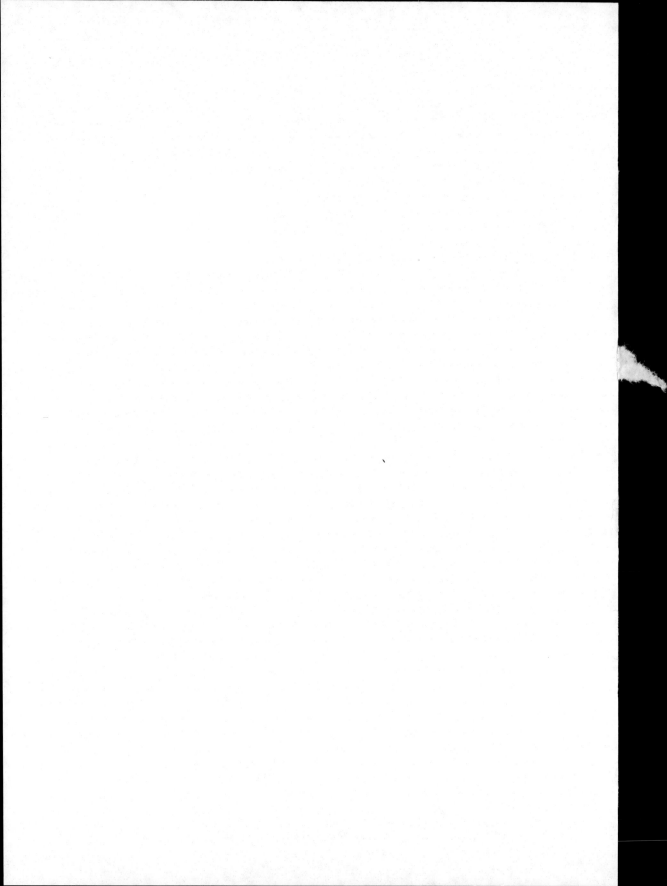

# Practicum huisartsgeneeskunde

een serie voor opleiding en nascholing

redactie

dr. S. Koning
drs. A.M. Silvius
drs. C.P.M. Verhoeff
drs. W. Willems

E.J.F. Houwink
M.C. Cornel

**Genetica**

E.J.F. Houwink
M.C. Cornel

# Genetica

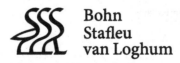

Bohn
Stafleu
van Loghum

Houten, 2016

Tweede (ongewijzigde) druk, Bohn Stafleu van Loghum, Houten 2016

ISBN 978-90-368-1514-7          ISBN 978-90-368-1515-4 (eBook)
DOI 10.1007/978-90-368-1515-4

NUR 870
Omslagontwerp en typografie: Marianne Elbers, Amsterdam

Bohn Stafleu van Loghum
Het Spoor 2
Postbus 246
3990 GA Houten

www.bsl.nl

# Voorwoord

Dacht u vroeger bij 'genetica' aan zeldzame ziekten die je in de praktijk zelden of nooit tegenkwam, vandaag de dag blijkt alles een genetische component te hebben: kanker, hart- en vaatziekten, diabetes, depressie, zelfs de gevoeligheid voor infectieziekten. Daarmee is de vraag naar de rol van genetica in de huisartsenpraktijk zeer actueel. Soms komt een huisarts in aanraking met genetica door een gerichte vraag van de patiënt, voor zichzelf of voor zijn of haar kind: kan ik (kan mijn kind) de aandoening in mijn familie ook krijgen? Soms vraagt een patiënt steun bij het maken van reproductieve keuzes: Zal ik wel voor kinderen kiezen als mijn kind een grote kans heeft op...? In toenemende mate speelt genetica een rol bij screening en voorspellende geneeskunde. En u leest over de resultaten van wetenschappelijk onderzoek, die soms veel beloven, maar soms ook te veel beloven.

De beide auteurs zijn verbonden aan de sectie Community genetics van de afdeling Klinische genetica van het VU medisch centrum in Amsterdam. Community genetics houdt zich bezig met de verantwoorde toepassing van de medische genetica in de algemene populatie en besteedt via wetenschappelijk onderzoek aandacht aan de raakvlakken tussen de samenleving en de medische genetica, ook in de eerste lijn. Deze raakvlakken zijn belangrijk voor het praktische werk van de huisarts.

Op één zo'n raakvlak vinden we de public healthtoepassingen van genetische kennis, diagnostiek en interventies in de samenleving. In het laatste decennium is de genetische screening in hielprik en prenatale screening sterk veranderd. Bij vroegopsporing, bevolkingsonderzoek en (secundaire) preventieprogramma's worden burgers proactief en ongevraagd geconfronteerd met deze praktische toepassingen van de genetica. Instellingen voor openbare gezondheidszorg en eerstelijns hulpverleners als verloskundigen, consultatiebureau-artsen en huisartsen hebben of krijgen hierin taken.

Op een ander raakvlak gaat het om de toegang voor individuele burgers tot de beschikbare klinisch-genetische voorzieningen. Hebben burgers voor wie dat individueel van belang is, weet van het bestaan en de relevantie van deze voorzieningen? Hoe komen zij daar achter? En wie geeft de toegang ertoe? Is de huisarts voldoende toegerust om relevante signalen en concrete situaties tijdig te herkennen?

Daarnaast is voor het dagelijks werk in de huisartsenpraktijk kennis van basale genetica en van vaker voorkomende monogenetische en multifactoriële aandoeningen van belang. Deze en andere onderwerpen komen in dit boek aan bod. We hebben een selectie moeten maken. Deze selectie is naar onze mening representatief voor de klachten en vragen waar de huisarts mee te maken krijgt.

Het doel van dit boek is niet om een volledig overzicht te geven van de genetica, maar om u duidelijk te maken dat genetica iets is waar u in de praktijk vaak mee wordt geconfronteerd. Genetica is niet zo moeilijk als vaak wordt gedacht. Het is een essentieel puzzelstukje dat u als huisarts nodig heeft om tot een volledige patiëntgerichte diagnostiek en behandeling te komen.

De literatuuroverzichten geven geen compleet overzicht van wat er allemaal voorhanden is op het gebied van genetica voor de huisarts, maar wel enkele suggesties voor verdere verdieping. Wij hopen dat de literatuur en verwijzingen naar bruikbare websites aanleiding zullen geven om andere bronnen na te slaan.

Wij hebben een aantal specialisten (dr. Encarna Gomez Garcia, prof.dr. Joep Geraedts, dr. Charlotte Dommering, dr. Annette Moll en dr. Phillis Lakeman) gevraagd om advies te geven over bepaalde hoofdstukken. Wij zijn hen erg dankbaar voor hun constructieve suggesties.

*voorjaar 2010*
*Drs. Isa Houwink, huisarts, promotie onderzoeker 'Developing training in genetics/ genomics for primary care health workers'.*
*Prof. dr. Martina Cornel, hoogleraar community genetics VUmc.*

# Inhoud

# 1

# Kan mijn kind de aandoening die in de familie voorkomt ook krijgen?

## Algemene principes van de genetica

**Casus Anneke**

*Op uw spreekuur komt Anneke langs. Zij heeft een broer met cystic fibrosis (CF), en vraagt zich af of zij dat aan haar kind kan doorgeven. Anneke is een gezonde vrouw van 20 jaar. Voor zover u weet heeft ze nog geen partner. U vraagt haar na een paar dagen terug te komen, en belooft haar dat u het uitzoekt. 's Middags zoekt u na hoe het zit met de erfelijkheid van CF.*

**Waar zoekt u informatie?**

Er zijn diverse internetsites waar u betrouwbare informatie over erfelijke aandoeningen kunt vinden, bijvoorbeeld www.erfelijkheid.nl, de site van het Erfocentrum; OMIM (Online Mendelian Inheritance in Man) www.ncbi.nlm.nih.gov/sites/entrez?db=omim; www.orpha.net, een internationale site over zeldzame ziekten en www.DNAdiagnostiek.nl, een site over DNA-testen binnen de gezondheidszorg. Vaak is ook op de internetsite van patiëntenorganisaties goede informatie te vinden, in dit geval www.ncfs.nl.

**Vervolg casus Anneke**

*U vindt op internet dat CF (ook wel taaislijmziekte genoemd) de meest frequent voorkomende autosomaal recessieve aandoening is bij westerse bevolkingsgroepen. Kinderen met CF hebben last van luchtweg- en stofwisselingsproblemen, waardoor de groei en ontwikkeling vertraagd kunnen worden.*

**Autosomaal recessieve aandoening**

De erfelijke eigenschappen van de mens zijn in de celkern in het DNA vastgelegd. Dit materiaal kan zichtbaar worden gemaakt onder een microscoop in de vorm van 46 chromosomen. Deze chromosomen vormen 23 paren, waarbij steeds één exemplaar van de moeder afkomstig is en het andere exemplaar van de vader. Een enkele keer kan een ziektebeeld verklaard worden doordat er een chromosoom te veel of te weinig is. Het downsyndroom ontstaat bijvoorbeeld door een extra chromosoom 21, het turnersyndroom door de aanwezigheid van slechts één geslachtschromosoom (X).

Een chromosoom bevat duizenden genen, DNA-sequenties die de code voor één eigenschap bevatten. Omdat alle chromosomen in tweevoud aanwezig zijn, zijn ook alle genen in tweevoud aanwezig: één exemplaar (allel) van vader en één van moeder. Als mutaties (afwijkende varianten van het gen) in één gen het ontstaan van een ziekte kunnen verklaren, spreekt men van een monogene aandoening.

Er zijn verschillende vormen van genoomonderzoek. Chromosomen-onderzoek levert een afbeelding op die we karyogram noemen, de uitslag is een karyotype. DNA-onderzoek is op mutaties in één of enkele genen gericht.

Soms heeft een mutatie in één gen geen gevolgen, omdat het gen dat van de andere ouder geërfd is, de functie goed kan compenseren. Pas wanneer van beide ouders een mutatie wordt overgeërfd, ontstaat de ziekte. Met *autosomaal* wordt bedoeld dat de aandoening niet op de geslachtschromosomen ligt, en dus niet geslachtsgebonden is. Hoewel er bij autosomaal recessieve overerving twee afwijkende allelen nodig zijn om ziek te worden, spreken we wel over monogene erfelijkheid, het gaat immers om allelen van één gen.

Een kenmerk van autosomaal recessieve aandoeningen is dat de aan-doening alleen ontstaat als beide exemplaren van het gen een mutatie bevatten. De ouders zijn dan allebei drager van een mutatie in het gen, maar omdat zij zelf daarnaast een normaal gen hebben, hebben zij de ziekte niet. Als ouders allebei drager zijn van een mutatie in hetzelfde gen, bestaat er bij elke zwangerschap een kans van 25% dat zij allebei de mutatie doorgeven aan hun kind. Dit kind heeft dan de aandoening. Het is ook mogelijk dat één ouder het veranderde gen doorgeeft maar de andere ouder het normale gen, of dat beide het normale gen door-geven. In dat geval heeft het kind de aandoening niet. De kans dat het kind de aandoening niet heeft, is 75% (50% drager en 25% kans op geen drager).

**Geslachts-gebonden aandoening**

Als het afwijkend gen wel op een geslachtschromosoom ligt, zoals bij een zeldzame ziekte als het rettsyndroom waar een afwijkend gen op het X-chromosoom ligt, is de aandoening geslachtsgebonden. Veel geslachtsgebonden aandoeningen komen voornamelijk bij jongens of mannen voor (duchennespierdystrofie, hemofilie), andere komen juist bij meisjes voor (rettsyndroom).

**Autosomaal dominante aandoening**

Een voorbeeld van een autosomaal dominante aandoening is de ziekte van Huntington (HD). Deze aandoening ontstaat door een mutatie in één exemplaar van het huntington-gen. Ieder kind van iemand met de ziekte van Huntington heeft 50% kans om de aanleg van deze ouder te erven. Met 'dominant' wordt bedoeld dat een gen van één ouder het comple-mentaire gen van de andere ouder overstemt. Het geslacht van het kind maakt niet uit. Het is een autosomaal dominant overervende aandoening.

Hoe groot is nu de kans dat Anneke drager van CF is?

Een stamboom (figuur 1.1) kan het denken over dit soort kansen gemakkelijker maken.

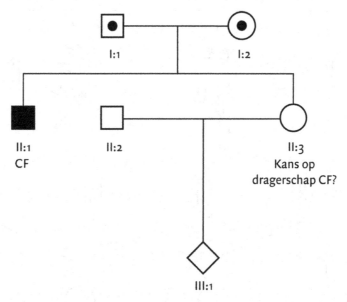

Figuur 1.1    Stamboom met betrekking tot de kans op dragerschap van cystic fibrose bij Anneke
Bron: patiëntenfolder poli Klinische genetica VUmc, uitleg autosomaal recessieve overerving

U tekent mannen als vierkantjes en vrouwen als rondjes. Dragers kleurt u half of u zet een stip in het rondje of vierkantje, aangedane personen kleurt u helemaal in. Een ruit is een (toekomstige) zwangerschap. Generaties krijgen een romeins cijfer (I, II, III) en binnen een generatie worden personen met een arabisch cijfer (1,2,3) aangegeven. U kunt op uw eigen wijze een stamboom vastleggen, en die bijvoorbeeld als PDF aan uw dossier toevoegen.

Als de broer van Anneke CF heeft, moeten bij hem beide exemplaren van het CF-gen een mutatie bevatten. De beide ouders zijn zeker drager (figuur 1.2).
Anneke is niet aangedaan met CF. Van de vier opties in tabel 1.1 blijven er drie voor haar over, waarbij in twee gevallen sprake is van dragerschap. De kans dat Anneke draagster is, is dus 2:3.
Een overzicht van de mogelijke combinaties kan ook worden gemaakt met een 2x2-tabel: van beide ouders A (links boven), van moeder A en van vader a (rechts boven), van moeder a en van vader A (links onder), van beide ouders a (links onder). Anneke kan geen aa hebben, want dan zou ze CF hebben. Van de drie overblijvende combinaties, zijn er twee van de drie combinaties waarbij sprake is van dragerschap.

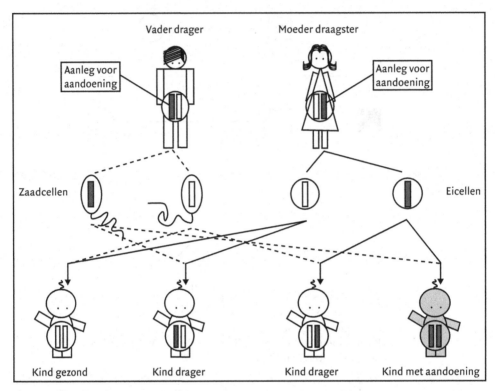

Figuur 1.2    Autosomaal recessieve overerving
Bron: Patiëntenfolder poli Klinische genetica VUmc.

Tabel 1.1    Kans op dragerschap cystic fibrose bij Anneke

|  |  | Aanleg vader | |
|---|---|---|---|
|  |  | A | a |
| **Aanleg moeder** | A | AA | Aa |
|  | a | Aa | aa: kan niet bij Anneke, ze heeft geen CF |

U realiseert zich dat een kind van Anneke alleen CF zou kunnen krijgen, als zowel zij als haar partner drager zijn. De dragerschapsfrequentie in de Nederlandse bevolking is circa 1 op 30. Onder mensen van niet-westerse afkomst wordt de dragerschapsfrequentie lager geschat.

Voor Anneke en haar toekomstige partner geldt dat er voor elke zwangerschap een kans bestaat op een kind dat is aangedaan met CF van: $2/3 \times 1/30 \times 1/4 = 1$ op 180. (De kans dat Anneke drager is x de kans dat een willekeurige ((westerse)) partner drager is x de kans dat ze beiden de CF-aanleg doorgeven aan hun kind). Het populatierisico op het krijgen van een kind met CF is: $1/30 \times 1/30 \times 1/4 = 1$ op 3600. Voor Anneke is die kans dus twintig maal hoger dan het populatierisico. Mocht Anneke een niet-Nederlandse partner kiezen, dan is de kans kleiner.

Voor Anneke en haar toekomstige partner is de kans op het krijgen van een kind met CF sterk verhoogd ten opzichte van het populatierisico. Er is een indicatie voor dragerschapsonderzoek. Hierbij is het relevant te weten van welke specifieke mutaties bij de broer van Anneke sprake is. In de standaard-CF-dragerschapstest worden 36 verschillende mutaties meegenomen (sensitiviteit 95%). Zeldzame mutaties zitten niet in de standaardtest.

---

**Eerste- en tweedegraads verwantschap**
De graden van verwantschap worden juridisch anders gedefinieerd dan genetisch.

Juridisch gezien gaat verwantschap over de juridische verhoudingen tussen personen die van elkaar afstammen of een gemeenschappelijke stamouder hebben. Deze verwantschap ontstaat op basis van directe afstamming (zoals kleinzoon van grootmoeder) of via indirecte afstamming (bijvoorbeeld een neef ten opzichte van zijn tante). Juridische verwantschap hoeft – en dit is het grootste verschil met de genetische vorm van verwantschap – niet te berusten op biologische verbanden. Adoptie levert een juridische verwantschap op, maar geen genetische.

Juridisch gezien worden de graden van verwantschap ook anders genoemd. Juridisch staan de graden van verwantschap gelijk aan het aantal stappen dat twee familieleden in hun stamboom van elkaar scheidt via hun gemeenschappelijke voorouder.

De essentie van genetische graden van verwantschap is de mate waarin twee familieleden DNA met elkaar delen.

Twee broers zijn juridisch tweedegraads familie van elkaar (er moeten twee stappen gezet worden tussen hen en hun ouders), maar in genetische zin zijn zij eerstegraads verwanten (zij delen 50% van hun DNA). Eeneiige tweelingen hebben in principe hun hele genoom gemeenschappelijk (met uitzondering van mutaties die de novo kunnen ontstaan na de deling). Men zou ze daarom nuldegraads verwant kunnen noemen.

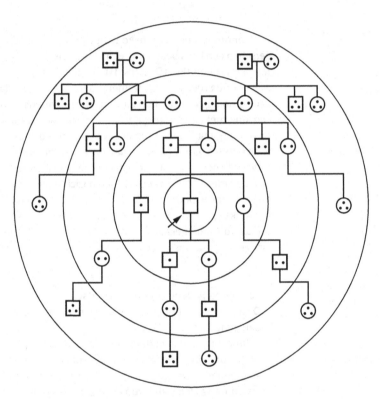

Figuur 1.3   De verschillende graden van verwantschap uitgaande van de adviesvrager. Aangetrouwde personen zijn uit de stamboom weggelaten
Bron: Bijlsma EK et al. 2005

Tabel 1.2   Graden van genetische verwantschap

| Indexpatiënt | |
|---|---|
| Eerstegraads verwant (deelt 50% van het DNA van de indexpatiënt) | Vader, moeder, broer, zus, kind |
| Tweedegraads verwant (deelt 25% van het DNA van de indexpatiënt) | Grootvader, grootmoeder, kleinkind, oom, tante, kind van broer of zus |

*U verwacht dat Anneke wellicht zal vragen naar de mogelijkheid te laten testen of zij en haar eventuele toekomstige partner drager zijn. Hoe komt u er achter of dit mogelijk is?*

Mogelijkheid dragerschaps- testen

U kunt overleggen met het klinisch-genetisch centrum bij u in de buurt. Bij elk universitair medisch centrum is een afdeling Klinische genetica. De adressen vindt u ook via www.erfelijkheid.nl. Op www.DNAdiagnostiek.nl kunt u checken voor welke aandoeningen DNA-diagnostiek in Nederland mogelijk is.

Niet voor alle genetische aandoeningen is een dragerschapstest beschikbaar in Nederland, maar voor CF wel. Wanneer zij daaraan toe zijn, kunt u Anneke en haar eventuele partner verwijzen voor een drager- schapstest. Geadviseerd wordt om deze testen te laten verrichten voordat er sprake is van zwangerschap.

Voor sommige andere aandoeningen geldt dat in Nederland geen DNA-onderzoek mogelijk is, maar wel in het buitenland. Verwijzing naar een klinisch-genetisch centrum kan meer duidelijkheid verschaf- fen. Eventueel kan een patiënt geïncludeerd worden in een research- project waardoor er na verloop van tijd soms toch een uitslag van DNA- onderzoek beschikbaar komt.

Vervolg casus Anneke

*Anneke komt terug op uw spreekuur. U vertelt dat de kans dat zij drager is 2:3 is. U vertelt ook dat dit een risicoverhoging betekent ten opzichte van de drager- schapsfrequentie van 1:30 in de normale populatie. De kans op CF bij een kind is voor haar verhoogd van het populatierisico van 1:3600 naar 1:180. Er bestaat een indicatie voor verder onderzoek in het klinisch-genetisch centrum voor een dragerschapstest wanneer ze daaraan toe is.*

Zou u Anneke verwijzen als zij 12 jaar was?

In de genetica is het (presymptomatisch) genetisch testen van kinderen internationaal aan morele regels gebonden. Hierbij staat de autonomie van het kind centraal. Met andere woorden: het kind heeft het recht om niet te willen weten of het wel of niet drager is of in de toekomst klachten gaat krijgen. Als (jong)volwassene kan het kind dan zelf beslissen of het een genetische test wil ondergaan. Testen van kinderen wordt daarom vaak uitgesteld tot ze 18 jaar of ouder zijn. Deze grens is niet absoluut. Er wordt veel waarde gehecht aan geïnformeerde besluitvorming; die is beter gegarandeerd op een volwassen leeftijd. Bij een jong kind is er meestal ook geen haast: van een kinderwens zal geen sprake zijn. Mocht het gaan om een aandoening die al op jonge leeftijd tot expressie kan komen, dan kan verder onderzoek wel geïndiceerd zijn.

Vervolg
casus
Anneke

*Laat u verwijzing afhangen van partner en kinderwens?*
*Wanneer Anneke nog geen partner heeft, en wel aandringt op een dragerschaps-test, zou u toch kunnen verwijzen om een eind aan haar onzekerheid over drager-schap te maken.*
*Anneke vertelt u dat ze een CF-dragerschapstest op internet heeft gevonden. Veel gemakkelijker dan naar een klinisch-genetisch centrum te gaan, toch?*

Commerciële
test of klinisch-
genetisch
centrum?

In toenemende mate worden genetische testen aangeboden door commerciële bedrijven. Deze zogenaamde direct-to-consumertesten zijn via
internet en dus voor iedereen zonder tussenkomst van artsen of andere
experts verkrijgbaar. Voorbeelden van deze bedrijven zijn www.dnadirect.
com, www.23andme.com en www.decodeme.com. Bij sommige van deze
direct-to-consumertesten wordt er een pakket gestuurd naar de klant,
die dan met een borsteltje de binnenkant van het mondslijmvlies afstrijkt
en het materiaal per post terugstuurt naar het bedrijf. Op de afdeling
Klinische genetica is het gebruikelijk een counselinggesprek te voeren
voorafgaand aan genetische testen. U kunt patiënten met vragen over
direct-to-consumertesten vertellen dat voorlichtende counselinggesprekken
en eventuele nazorg bij uitslagen via internet niet altijd beschikbaar zijn.

De kwaliteitscriteria die in het laboratorium worden gesteld aan deze
testen en de kwaliteit van de informatievoorziening zijn in de commerci-
ele setting niet altijd duidelijk. Bij een zus van een CF-patiënt is het daarnaast van belang naar de specifieke mutatie(s) te kijken die bij de broer
aanwezig zijn. Testen via internet kunnen bijvoorbeeld opgebouwd zijn
uit de meest voorkomende CF-mutaties. Mogelijk heeft de broer andere
mutaties.

Anneke wil na uw voorlichting inderdaad verwezen worden naar het
klinisch-genetisch centrum voor onderzoek naar CF-dragerschap.

Hoe ziet klinisch-
genetisch
onderzoek eruit?

Anneke maakt een afspraak voor een eerste gesprek. Mogelijk krijgt ze
formulieren opgestuurd waarin ze de gegevens over haar familie ver-
meldt. Ze stuurt die gegevens al terug voordat ze voor het gesprek komt.
De gegevens over de broer met CF moeten worden nagezocht, in het bijzonder de specifieke mutaties die bij hem gevonden zijn. Er is schriftelijke
toestemming van de broer nodig.

Wanneer Anneke bij het klinisch-genetisch centrum komt, zal in een
gesprek worden uitgelegd welke reproductieve handelingsopties er
zijn voor paren waarvan beide partners drager zijn (prenatale diagnostiek en selectieve abortus, pre-implantatie genetische diagnostiek of
embryoselectie, gebruikmaken van donorgameten, geen (biologisch
eigen) kinderen krijgen, adoptie, het risico accepteren). Indien Anneke

besluit om een DNA-test te laten verrichten zal er bloed worden afgenomen. De uitslag duurt 4-6 weken. Er wordt afgesproken met Anneke of de uitslag telefonisch of op het spreekuur van de klinisch-geneticus wordt doorgegeven.

*Wat zijn de mogelijkheden als de broer van Anneke overleden is en er geen DNA van hem bewaard is gebleven?*

**Geen DNA bewaard?**

Allereerst wordt nagegaan of er inderdaad geen lichaamsmateriaal meer is van de broer. Soms is door een patholoog bijvoorbeeld toch nog materiaal bewaard.

Wanneer er geen DNA van de indexpatiënt meer is, zal DNA-onderzoek worden verricht bij de ouders van Anneke. Er zijn meer dan 1600 CF-mutaties bekend. In een DNA-test kan allereerst naar de 36 meest voorkomende mutaties worden gezocht. De ouders zijn beiden 'obligaat drager' (zij moeten wel drager zijn aangezien hun kind de aandoening heeft). Wordt met het panel van 36 geen mutatie gevonden, dan kan bij hen 'gesequenced' worden: de DNA-volgorde van het CF-gen wordt bepaald.

De bij hen herkende mutaties kunnen vervolgens bij Anneke worden aangetoond of uitgesloten. Stel dat ook haar ouders niet meer leven, dan zal bij Anneke DNA-onderzoek worden ingezet. Wanneer bij Anneke geen mutatie wordt aangetoond, is toch niet helemaal zeker dat zij geen mutatie heeft, omdat met de standaardmutatietest niet alle mutaties worden aangetoond. Het restrisico op een kind met CF is erg klein wanneer bij haar toekomstige partner ook geen dragerschap van CF kan worden aangetoond.

*Bij Anneke wordt na onderzoek vastgesteld dat zij inderdaad drager is van CF.*

**Wat heeft het dragerschap voor gevolgen?**

Zodra Anneke een partner heeft met wie ze kinderwens heeft, kan ze terugkomen en vragen of haar partner op CF-dragerschap wordt onderzocht. Die kans is circa 1:30 wanneer deze partner geen CF in zijn familie heeft.

Zijn Anneke en haar partner beiden drager, dan bestaat er in elke zwangerschap een kans van 25% op het krijgen van een kind dat is aangedaan met CF. Zij zullen daarom voor een vervolggesprek worden uitgenodigd, waarin de reproductieve keuzemogelijkheden doorgesproken worden, zoals al dan niet zwanger worden, prenatale diagnostiek (vlokkentest of vruchtwaterpunctie) en eventueel bij een aangedane foetus een zwangerschapsbeëindiging, gebruikmaken van donorgameten (kunstmatige inseminatie met donorzaad bijvoorbeeld), pre-implantatie genetische diagnostiek en adoptie. Bij het gesprek ligt de nadruk op het maken van een geïnformeerde keuze. Het gaat om keuzes waar mensen heel verschillend over denken. Het paar krijgt ondersteuning bij het verhelderen van de vragen waarover ze een keuze dienen te maken. Ook worden ze begeleid in het verdere besluitvormingsproces.

**Vervolg casus Anneke**

*Jaren later trouwt Anneke met Bert. Bij Bert wordt geen dragerschap van CF aangetoond. Anneke en Bert krijgen twee kinderen die geen van beiden CF hebben. De kinderen van Anneke en Bert hebben overigens ieder een kans van 50% om het dragerschap van hun moeder geërfd te hebben. Anneke en Bert zullen hun kinderen hierover inlichten als ze oud genoeg zijn.*

**Kansberekening bij andere omstandigheden**

Stel dat de broer van Anneke gezond was geweest, maar zijn kind CF had. De aandoening zit dus verder weg in de familie. In hoeverre verandert dit de kansberekening?

De broer van Anneke is obligaat drager. De kans dat Anneke drager is, is 50% omdat ze een eerstegraads verwant is van een CF-drager. De kans voor Anneke en haar partner op een kind met CF is: $1/2 \times 1/30 \times 1/4 = 1:240$. Dit is dus niet veel lager dan in bovenstaande situatie. In dit geval is het risico vijftien maal zo hoog als het populatierisico. Vanwege dit aanzienlijke risico op een ernstige aandoening is er ook hier een indicatie voor verwijzing naar een klinisch-genetisch centrum.

**Stel dat Anneke een broer met downsyndroom had gehad?**

Het downsyndroom wordt meestal veroorzaakt door een standaardtrisomie 21 (extra chromosoom 21) en heeft dan geen verhoogd herhalingsrisico voor kinderen van de zus van de patiënt. Het gaat dan om de niet-erfelijke vorm van het downsyndroom.

Bij een klein deel (circa 4%) van de mensen met het downsyndroom wordt dit veroorzaakt door een chromosoomtranslocatie, waarbij chromosoom 21 betrokken is. Het betreft dan de erfelijke vorm van het downsyndroom. Ook kan er sprake zijn van mozaïcisme, waarbij slechts in een deel van de cellen een chromosoom 21 extra aanwezig is. Wanneer de gegevens van de broer van Anneke nagezocht worden en op basis van chromosoomonderzoek een erfelijke vorm van het downsyndroom uitgesloten is, is vervolgonderzoek in principe niet nodig. De vraag is of de huisarts dit op zich moet nemen of dat het verstandiger is om door te verwijzen naar een klinisch-genetisch centrum. Dit is afhankelijk van de expertise en persoonlijke interesse van de huisarts. Een bijkomend voordeel van een verwijzing naar een klinisch-genetisch centrum is de aandacht die de klinisch geneticus kan geven aan de hele familie. Via een familiebrief kunnen ook de andere familieleden profiteren van de verwijzing.

Figuur 1.4    Een kind met downsyndroom
Foto met dank aan M.E. Weijermans, kinderarts VUmc

**Drie vormen van het downsyndroom**
- *Standaardtrisomie 21; karyotype 47,XY,+21*. Bij 94% van alle downsyndroompatiënten is er sprake van een trisomie 21 als gevolg van nondisjunctie in de meiosefase tijdens de vroegembryonale celdeling. De kans hierop neemt toe met de maternale leeftijd. Vaak wordt deze vorm gediagnosticeerd door middel van het maken van een karyogram. Een karyogram is een afbeelding van de chromosomen tijdens een bepaalde fase van de celdeling zodat de chromosomen in aantal en vorm kunnen worden beoordeeld. Het uiteindelijke resultaat wordt ook wel karyotype genoemd. Non-disjunctie is een onjuiste (onevenredige) verdeling van de chromosomen over de cellen tijdens de celdeling. Hierbij is het mogelijk dat van een bepaald chromosoom een cel drie exemplaren krijgt, in plaats van twee. Door deze numerieke chromosomale abnormaliteit (ook wel aneuploïdie genoemd) kunnen er grote problemen ontstaan voor de cel en uiteindelijk voor het zich ontwikkelende embryo. In de meeste gevallen leidt dit tot een miskraam. Echter, bij aneuploïdie van bijvoorbeeld chromosoom 21, 18 en 13 kan een kind levend geboren worden.
- Bij 4% van de mensen met downsyndroom is een chromosoomtranslocatie waarbij chromosoom 21 betrokken is, de oorzaak.

> ▶ Een translocatie tussen twee chromosomen betekent dat er tussen die twee een stukje chromosomaal materiaal is uitgewisseld. Bij een translocatie die het downsyndroom veroorzaakt, kan bijvoorbeeld een chromosoom 21 aan chromosoom 14 gehecht zijn, of zijn twee chromosomen 21 aan elkaar gehecht. Een translocatie kan van ouder op kind worden doorgegeven. Wanneer een ouder een gebalanceerde translocatie heeft, zijn bijvoorbeeld één exemplaar van 14 en één exemplaar van 21 aan elkaar gehecht. Wanneer dit exemplaar én het gewone chromosoom 21 samen in een geslachtscel terechtkomen, zal na de bevruchting het materiaal van chromosoom 21 in drievoud aanwezig zijn.
> - Ten slotte kan er sprake zijn van mozaïcisme, waarbij in sommige lichaamscellen wél, en in andere geen trisomie 21 aanwezig is.

**Achondroplasie alleen bij de broer?**

En als de broer achondroplasie had gehad en Anneke en haar beide ouders niet? Achondroplasie is een autosomaal dominant overervende aandoening die leidt tot dwerggroei.

Meestal (90%) ontstaat achondroplasie als gevolg van een nieuwe (*de novo*) mutatie. Een kind met achondroplasie wordt dan geboren uit twee ouders die zelf een normale lichaamslengte hebben. De mutatie die achondroplasie veroorzaakt, is dan toevallig opgetreden in een van de voortplantingscellen (of voorlopers daarvan) die de bevruchting tot stand hebben gebracht, of vroeg tijdens de ontwikkeling van het embryo. Kinderen van de patiënt lopen wel een risico van 50% op de betreffende aandoening, maar kinderen van een gezonde zus van de patiënt hebben geen verhoogd risico op achondroplasie.

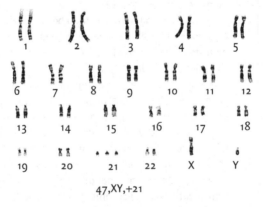

47,XY,+21

Figuur 1.5    Een karyogram van trisomie 21
Bron: S. Bhola, afdeling Klinische genetica, VUmc

Er zijn echter ook autosomaal dominant overervende aandoeningen bekend waarvoor een grote klinische variabiliteit geldt (bijvoorbeeld neurofibromatose, tubereuze sclerose). Vraag altijd even na bij de klinisch geneticus of de zus inderdaad geen verhoogd risico heeft.

**Verhoogde kans op multifactoriële aandoening bij Annekes kind?**

En als de broer van Anneke diabetes mellitus type 2 had gehad, zou Annekes kind dan een verhoogde kans daarop hebben? Veel aandoeningen zijn multifactorieel erfelijk: zowel genen als omgevingsfactoren spelen een rol bij het ontstaan. Diabetes mellitus type 2 is zo'n ziekte. In het algemeen zal een eerstegraads verwant (broer, zus, kind) een verhoogde kans hebben op een multifactoriële aandoening, maar ook een tweedegraads verwant (het kind van Anneke) kan nog een licht verhoogde kans op een aandoening hebben. Hoe verder de verwantschap, hoe kleiner de herhalingskans.

Met een broer met diabetes zou voor Anneke de kans op diabetes mellitus type 2 zo'n 15-25% zijn, voor haar kind een paar procent meer dan het populatierisico van 14%. Het afnemen van een goede familieanamnese betekent dat je een patiënt met een verhoogde kans op diabetes eerder op het spoor kunt komen in de huisartsenpraktijk.

Toen diabetes minder vaak voorkwam of toen er minder streng op gescreend werd en dus minder gediagnosticeerd werd, waren de gevonden herhalingsrisicocijfers in de familie lager. De afgelopen jaren wordt er veel strenger preventief gescreend in de eerste lijn, komt obesitas vaker voor en wordt er minder bewogen. Als gevolg van deze omgevingsfactoren wordt een steeds hogere prevalentie van diabetes gevonden. In Amerika, waar diabetes veel meer voorkomt dan in Nederland, zijn de herhalingsrisico's in de familie hoger doordat de niet-genetische risicofactoren vaker voorkomen.

## Literatuur

Bijlsma EK, Oosterwijk JC, Leschot NJ, Geraedts JPM, Pronk JC. Leerboek medische genetica. Maarssen: Elsevier Gezondheidszorg, 7e druk, 2005.

## Websites

www.erfelijkheid.nl
www.erfocentrum.nl
www.zwangerstraks.nl
www.ncfs.nl (Nederlandse Cystic Fibrosis Stichting)

# 2

# Stel wil een gezond kind

## Preconceptiezorg in de huisartsenpraktijk

**Casus Anita**

Anita Janssen is een vrouw van 35 jaar die sinds een jaar een serieuze relatie heeft met Sjaak Peters. Sjaak is ook patiënt bij u in de praktijk en voor zover u weet is hij een gezonde man van 40 jaar die weinig bij u op het spreekuur komt. Zij komen samen op het spreekuur omdat ze een zwangerschapswens hebben. Anita vraagt al snel of u haar spiraaltje wilt verwijderen, 'want', zo zegt Anita, 'ik word er niet jonger op'.

Snel heeft u haar voorgeschiedenis opgezocht en daaruit blijkt dat zij vanaf haar 16e jaar bekend is met diabetes mellitus type II met een goed gereguleerde glucose door middel van metformine. Ondanks uw herhaald advies om gezonder te eten, te stoppen met roken en meer te bewegen, blijft zij een fors overgewicht houden en is zij blijven roken. De praktijkondersteuner heeft kort geleden nog een BMI vastgesteld van 31 kg/m².

**Preconceptiezorg: een taak van de huisarts**

De NHG-standaard *Zwangerschap en kraamperiode* gaat onder andere in op de prenatale advisering aan aanstaande ouders, maar niet op de preconceptionele zorg. Juist wanneer een zwangerschapswens kenbaar wordt gemaakt kan de huisarts nog preventief advies geven.

Met preconceptiezorg wordt beoogd risicofactoren voor zowel de man als de vrouw in kaart te brengen, informatie te kunnen bieden en een geïnformeerde keuze over reproductieve risico's mogelijk te maken. Een gunstige zwangerschapuitkomst voor zowel de vrouw als het kind wordt zo bevorderd.

In de eerste drie maanden van de zwangerschap worden de organen van het embryo aangelegd. In die fase is het dus extra belangrijk dat de vrouw en haar partner op de hoogte zijn van alle factoren die een negatieve invloed kunnen hebben op de ongeboren vrucht en op de zwangerschap. In de eerste weken na de conceptie weten vrouwen vaak nog niet dat ze zwanger zijn. Foliumzuur gebruiken, niet roken en geen alcohol gebruiken zijn dan al belangrijk. Voorlichting hierover zou dus al voor de conceptie moeten plaatsvinden.

Het is op een aantal plaatsen in Nederland mogelijk dat een stel met kinderwens een bezoek brengt aan een 'kinderwensspreekuur' (zie www.preconceptiezorg.nl/waarispreconceptiezorgmogelijk.php), zowel in de eerste lijn als in enkele universitaire medische centra.

De spreekuren in UMC's richten zich op hoogrisicogroepen. Tot voor kort werd preconceptionele advisering enkel uitgevoerd door de huisarts of gynaecoloog, maar sinds september 2006 kan men zich hiervoor ook rechtstreeks tot verloskundigen wenden.

**Een preconceptioneel gesprek**

Drie kwart van de zwangerschappen is tegenwoordig gepland. Juist u als huisarts heeft goed zicht op deze groep want wie een zwangerschapswens heeft, zal vaak als eerste bij de huisarts komen. Het gaat om primaire preventie.

Patiënten zoals Anita kunt u er tijdens de jaarlijkse diabetescontrole op attenderen dat, mocht zij zwanger willen worden, zij tijdig maatregelen kan treffen.

Een goede aanleiding voor een preconceptioneel gesprek is wanneer een vrouw aankondigt dat zij wil stoppen met de anticonceptie. U kunt ook overwegen om met de apothekers met wie u samenwerkt af te spreken dat patiënten die voor het eerst foliumzuur of een zwangerschapstest komen halen, informatie ontvangen over de mogelijkheid van een preconceptieconsult.

De Gezondheidsraad heeft het advies gegeven dat huisartsen en verloskundigen vaker preconceptionele consulten moeten houden. Een extra motivatie hiervoor is het feit dat de perinatale mortaliteit in Nederland hoog is in vergelijking met de ons omringende landen (7 per 1000 in Nederland). Ook voor allochtone vrouwen, die een verhoogde kans hebben op perinatale mortaliteit en vaak minder goed geïnformeerd zijn over preventieve interventies, is een preconceptioneel consult nuttig om enkele specifieke risicofactoren na te lopen. Daarbij valt te denken aan foliumzuurgebruik, zwangerschap op hogere leeftijd, dragerschap van erfelijke bloedarmoedes zoals thalassemie en sikkelcelziekte, rubellavaccinatiestatus en vitamine D-gebruik. Bij inschrijving in de praktijk en kennismaking is het al goed mogelijk om naar de familieanamnese te kijken.

**Vervolg casus Anneke**

*Voordat u het spiraaltje uitneemt bij Anita, is het verstandig om een preconceptioneel consult aan te bieden aan het stel. Mocht u het idee hebben dat u om welke reden dan ook niet in staat bent om dit uit te voeren, dan kunt u Anita in ieder geval naar een verloskundige of een zogenaamd 'kinderwensspreekuur' doorverwijzen.*

**Specifieke risicofactoren**

De specifieke risicofactoren van Anita zijn: haar leeftijd, diabetes mellitus type 2, gebruik van metformine, adipositas en roken.

Tabel 2.1    Risico op kind met downsyndroom neemt toe met het stijgen van de maternale
             leeftijd

| Leeftijd moeder bij bevalling | Risico op kind met downsyndroom |
|---|---|
| 15 jaar | 1:1580 |
| 20 jaar | 1:1530 |
| 25 jaar | 1:1350 |
| 30 jaar | 1:901 |
| 35 jaar | 1:385 |
| 36 jaar (grens prenatale diagnostiek) | 1:305 |
| 40 jaar | 1:110 |
| 45 jaar | 1:28 |
| 50 jaar | 1:6 |

Leeftijd            Anita is 35 jaar. Hoe hoger de leeftijd van de zwangere, hoe groter
                    de kans op chromosoomafwijkingen zoals het downsyndroom bij
                    haar kind (tabel 2.1). Vanaf 36-jarige leeftijd is er een indicatie om
                    tijdens de zwangerschap prenatale diagnostiek (vruchtwaterpunc-
                    tie of vlokkentest) te doen naar het downsyndroom. Op jongere
                    leeftijd kan downsyndroomscreening worden gedaan door mid-
                    del van de combinatietest (zie www.prenatalediagnostiek.nl): een
                    risicobepalende test die bestaat uit serumscreening en nekplooi-
                    meting. De uitkomst van een combinatietest geeft aan of er wel of
                    geen verhoogd risico bestaat op het krijgen van een kindje met het
                    downsyndroom. Het is echter geen diagnostische test en geeft dus
                    geen zekerheid over de aan- of afwezigheid van het downsyndroom. De
                    zwangere moet de kosten voor de combinatietest in de meeste geval-
                    len zelf betalen. Zwangeren vanaf 36 jaar zouden ook voor de combina-
                    tietest kunnen kiezen om het risico van iatrogene abortus bij invasief
                    onderzoek te vermijden. Voor een vlokkentest geldt dat de kans op een
                    miskraam 1 op 200 bedraagt (0,5%) en voor een vruchtwaterpunctie is
                    de kans 1 op 300 (0,3%).
                        Hoewel de kans op het downsyndroom toeneemt met het stijgen
                    van de leeftijd van de moeder, worden nog steeds de meeste kinderen

met het downsyndroom geboren bij vrouwen op jongere leeftijd, simpelweg omdat de meeste vrouwen nog steeds op jongere leeftijd kinderen krijgen.

Naast een verhoogde kans op het downsyndroom met het stijgen van de leeftijd van de vrouw, neemt de kans op infertiliteit na het 35e levensjaar ook toe. Ongeveer 20% van alle stellen krijgt hier dan mee te maken. Ook meerlingen (met relatief veel prematuriteit en dysmaturiteit) en diverse zwangerschapscomplicaties komen vaker voor bij oudere zwangeren.

**Diabetes mellitus**

Anita heeft ook diabetes mellitus. Vrouwen met een slecht gereguleerde diabetes mellitus (HbA$_{1c}$ hoger dan 8,4%) hebben een significant verhoogd risico op spontane abortus en aangeboren afwijkingen (hart, nieren, urinewegen, neuralebuisdefecten). Het is dus zaak de glucosewaarden al voor de conceptie goed onder controle te hebben, bij voorkeur met insuline. Tot die tijd is het belangrijk om goede anticonceptie te gebruiken.

Overwogen moet worden de metformine te staken, zowel voor optimale regulering van de bloedsuiker als vanwege mogelijke risico's voor het kind. Het wordt in het algemeen afgeraden om tijdens de zwangerschap orale antidiabetica te gebruiken. Meestal stapt men tijdelijk over op kortwerkend insuline, waarmee de bloedsuiker beter gereguleerd kan worden. De bloedsuiker kan tijdens de zwangerschap sterk wisselen. Een slecht gereguleerde bloedsuiker (zowel preconceptioneel als gedurende de zwangerschap) is niet goed voor de groei en ontwikkeling van het kind en kan zodoende tot complicaties leiden. Verder levert insuline geen enkel risico voor het ongeboren kind op; van de orale antidiabetica kan dat nog niet met zekerheid worden gesteld. Er zijn enige onderzoeken gaande naar de effectiviteit en veiligheid van enkele orale antidiabetica tijdens de zwangerschap; de voorlopige resultaten zijn positief. Mogelijk blijkt het in de toekomst niet altijd nodig om over te stappen op insuline. Echter, tot die tijd is het verstandig bovenstaand advies op te volgen. Wanneer de vrouw na de zwangerschap ervoor kiest borstvoeding te geven, wordt het gebruik van metformine ook ontraden omdat deze mogelijk invloed kan hebben op de bloedsuiker van de baby en een gevaarlijke hypoglykemie kan veroorzaken.

**Obesitas**

Daarnaast heeft Anita fors overgewicht. Een verhoogd lichaamsgewicht kan leiden tot verminderde vruchtbaarheid doordat in het vet oestrogenen opgeslagen liggen. Dit oestrogeen kan door een negatief

feedbacksysteem leiden tot een verminderde aanmaak van follikelsti-
mulerend hormoon (FSH) en dus tot een verlaagde ovulatiefrequentie.
Overgewicht kan tot complicaties leiden tijdens de partus. Een (onge-
plande) keizersnede geeft bij obesitas een hoger risico op complicaties.
Vanwege het forse overgewicht kunt u dus overwegen Anita naar de diëtiste te verwijzen.

**Roken**

Anita rookt. Uit de literatuur blijkt dat roken zowel voor de man als de
vrouw tot subfertiliteit kan leiden. Het duurt gemiddeld twee keer zo lang
om zwanger te worden als een vrouw 15 sigaretten per dag rookt. Bij mannen kan roken leiden tot een verminderde spermakwaliteit en daardoor
ook tot een verminderde kans op zwangerschap.

Tijdens de zwangerschap kan roken leiden tot verschillende complicaties bij het kind. Roken vermindert de doorbloeding van de placenta,
waardoor er een verhoogd risico is op intra-uteriene vruchtdood,
vervroegde loslating van de placenta en groeiachterstand van het
ongeboren kind. Ook bepaalde aangeboren afwijkingen (klompvoeten
bijvoorbeeld) komen vaker voor bij kinderen van rokende moeders.
Het risico hierop wordt met 21% verhoogd, van 14 naar 17 per 10.000
pasgeborenen.

Gelukkig blijkt dat, als vrouwen stoppen met roken rondom de conceptie, zij een even grote kans hebben op een gezond kind als vrouwen
die nooit hebben gerookt. Het heeft dus zin te adviseren te stoppen met
roken als een vrouw zwanger wil worden. De zwangerschapwens kan de
motivatie en daarmee de kans van slagen vergroten.

Echter, mocht zij gebruik willen maken van medische hulpmiddelen bij
het stoppen met roken, dan is voorzichtigheid geboden. Het gebruik van
bupropion (Zyban®) gedurende de zwangerschap en tijdens het geven van
borstvoeding wordt op dit moment ontraden vanwege onduidelijkheid
over een mogelijk schadelijke invloed op het kind. Nicotinepleisters of
nicotinekauwgum om het stoppen van een nicotineverslaving te onder-
steunen zijn wel toegestaan tijdens de zwangerschap.

Het advies om te stoppen met roken wordt vooral preconceptioneel
gegeven omdat dan de kans het grootst is dat postconceptioneel de
ongunstige effecten van deze gewoonten niet optreden.

**Alcohol en drugs**

Het is tevens belangrijk om het gebruik van alcohol en (hard)
drugs (amfetamine, cocaïne, heroïne, ecstasy, marihuana) in het
preconceptionele consult aan de orde te stellen. Alcohol, nicotine en
(hard)drugs hebben al voor de conceptie een negatief effect. Vrouwen
en mannen zijn minder vruchtbaar en foetale sterfte komt vaker voor.

De Gezondheidsraad heeft daarom het advies gegeven om bij zwanger-schapswens al voor de conceptie geheel te stoppen met het gebruik van deze genotsmiddelen.

Gebruik van (hard)drugs tijdens de zwangerschap geeft een verhoogde kans op vroeggeboorte, perinatale sterfte en foetale groeiachterstand. Daarnaast is er sprake van ontwenningsverschijnselen bij het pasgeboren kind met alle risico's van dien.

Vervolg casus
Anita

*Wat betekent dit nu allemaal voor uw preconceptioneel advies aan Anita? Samen met Anita zet u haar risicofactoren op een rijtje. U geeft haar vervolgens een paar algemene adviezen en specifiek op haar gerichte adviezen met betrekking tot haar risicofactoren.*

Algemene
adviezen

U adviseert vrouwen met zwangerschapswens te starten met tabletten foliumzuur (0,4-0,5 mg per dag). Geadviseerd wordt om vanaf vier weken voor de conceptie tot tien weken zwangerschapsduur 0,4 of 0,5 mg foli-umzuur per dag te slikken. Bekend is het innemen van extra foliumzuur als preventieve maatregel tegen neuralebuisdefecten (anencefalie, spina bifida, encefalokèle) en mogelijk ook andere aangeboren afwijkingen (schisis, cardiale afwijkingen). Bij vrouwen die eerder een kind kregen met een neuralebuisdefect wordt geadviseerd 5 mg foliumzuur per dag te slikken. Vóór de start met deze farmacologische dosering dient vitamine $B_{12}$-gebrek (megaloblastaire anemie) te worden uitgesloten, omdat een hoge dosis foliumzuur vitamine $B_{12}$-gebrek kan maskeren. Soms is ook bij vrouwen met diabetes of epilepsie een hogere dosis nodig. Het verdient aanbeveling dit met de behandelend internist of neuroloog te overleggen.

U adviseert geen alcohol te gebruiken voor en tijdens de zwanger-schap. U volgt daarmee het advies van de Gezondheidsraad.

Persoonlijke
adviezen

U geeft Anita ook een paar specifieke adviezen. U beaamt dat zij in ver-band met haar leeftijd een hoger risico heeft op het krijgen van een kindje met het downsyndroom of een andere chromosomale afwijking. Als zij eenmaal zwanger is, kan zij door middel van een combinatietest nagaan of er inderdaad een verhoogd risico op het downsyndroom bestaat in die zwangerschap. Daarnaast geeft u Anita het advies om op insuline over te stappen voordat u bij haar het spiraaltje verwijdert. Samen met uw prak-tijkondersteuner zult u haar hierin begeleiden. Zo worden de bloedsui-kers zo goed mogelijk gereguleerd. Omdat Anita overgewicht heeft, geeft u haar ook het advies om naar de diëtiste te gaan en te kijken of haar voedingspatroon optimaal is. Als laatste adviseert u Anita te stoppen met roken omdat dit het risico op subfertiliteit en zwangerschapscomplicaties zo klein mogelijk maakt.

Anita vraagt of zij in plaats van foliumzuur niet beter multivitamines kan gebruiken om de kans op een gezonde zwangerschap te vergroten.

**Gebruik van extra vitamines**

De kwaliteit van de voeding die de moeder tot zich neemt, zowel voor als na de conceptie, is van groot belang voor het verloop van de zwangerschap. Een gevarieerde voeding bevat in het algemeen voldoende vitamines, maar rond het begin van de zwangerschap is extra foliumzuur nodig, en later in de zwangerschap is extra vitamine D nodig.

Regelmatig worden nieuwe mogelijke gunstige of ongunstige effecten van vitamines genoemd. Multivitamines speciaal voor zwangeren of vrouwen die zwanger willen worden, lijken preventief te werken tegen pre-eclampsie en daarmee de mortaliteit en morbiditeit bij vrouwen en hun ongeboren kinderen te verlagen. Verder wetenschappelijk onderzoek moet aantonen of multivitamines speciaal voor vrouwen in de periconceptionele periode ook preventief werken tegen andere aandoeningen (zwangerschapshypertensie, zwangerschapsdiabetes, congenitale afwijkingen). Dit verband is echter gevonden in observationeel onderzoek. Het is heel goed mogelijk dat er in werkelijkheid geen verband bestaat omdat de vrouwen die zelf kiezen voor het slikken van extra vitamines er een gezondere levensstijl op nahouden, waardoor zij a priori een kleinere kans hebben op pre-eclampsie. De auteurs van het artikel over dit observationele onderzoek beamen dat pas na verder onderzoek in trialverband er een duidelijker verband kan worden aangetoond.

Een tekort aan vitamines is niet goed voor de gezondheid van de vrouw en het ongeboren kind, maar te veel vitamine A bijvoorbeeld (leverproducten, multivitamines) is zeker ook niet goed. Een teveel aan vitamine A kan leiden tot afwijkingen aan het zenuwstelsel bij het kind. Consumptie van lever wordt ook ontraden aan (aanstaande) zwangeren omdat lever erg veel vitamine A bevat.

**Vervolg casus Anita**

*Denk ook aan de partner! Uit de anamnese van de toekomstige vader kunt u mogelijk factoren achterhalen die van invloed zijn op een gezonde zwangerschap. Uit de anamnese tijdens het preconceptionele consult blijkt dat de moeder van Sjaak, nog voordat Sjaak geboren werd, een doodgeboren kind met een open rug kreeg.*
*Kan een open ruggetje in de familie het risico op een open ruggetje in een volgende zwangerschap vergroten?*

**Risico op weer een open ruggetje?**

Het kan nuttig zijn de diagnose 'open ruggetje' te laten bevestigen wanneer er vragen over een herhalingsrisico van ernstige aangeboren afwijkingen zijn. Uit literatuur blijkt dat een open rug meestal een multifactoriële aandoening is. De kans op een neuralebuisdefect tijdens

een volgende zwangerschap zou 1-2% zijn. Voor een kind van Sjaak is
die kans dan ongeveer 0,5-1%. Aangeboren vormafwijkingen (zoals een
open rug) kunnen echter ook onderdeel uitmaken van een syndroom
door een chromosomale of monogene aandoening, waarbij het herhalingsrisico soms hoger kan zijn. Als er in de familie meerdere kinderen
met aangeboren afwijkingen voorkomen, of miskramen in combinatie
met aangeboren afwijkingen, of het paar maakt zich veel zorgen, is dat
een reden hen te verwijzen voor genetische counseling.

**Algemene
preconceptionele
adviezen aan
partner**

Wat betreft algemene preconceptionele adviezen aan Sjaak kunt u hem
ook adviseren geen alcohol te drinken. Alcohol leidt tot een verminderde
spermakwaliteit in de preconceptionele periode en dus tot verminderde
vruchtbaarheid.

*Sjaak vertelt dat hij in een kerncentrale werkt; hij begrijpt van collega's dat hij
hierdoor mogelijk een grotere kans heeft op een kind met een afwijking. Hij vraagt
of dit waar is.*

**Beroepsmatige
blootstelling aan
straling**

Verschillende auteurs hebben geschreven over de risico's van straling op
het kind. Mannen die preconceptioneel vlakbij kerncentrales werken of
wonen, zouden een verhoogde kans hebben op het verwekken van kinderen met leukemie en non-hodgkinlymfoom. Maar de evidence is niet
eenduidig over dit risico. Meerdere confounders kunnen een rol spelen en
dus is er nog geen duidelijke conclusie te trekken. Het risico op congenitale afwijkingen lijkt echter klein na preconceptionele blootstelling aan
straling bij zowel mannen als vrouwen.
    Uit onderzoek is gebleken dat vrouwen die aan straling zijn blootge-
steld (ziekenhuis en tandartsenpraktijk) gedurende de zwangerschap
een grotere kans hebben op spontane abortus, kinderen met congenitale
malformaties, groeiachterstand, kanker en plotselinge intra-uteriene
vruchtdood. Bij lage stralingshoeveelheden zou al een spontane abortus
kunnen plaatsvinden. Vindt stralingsbelasting later in de zwangerschap
plaats, dan ontstaat met name reproductieve schade bij hogere stralingsbelasting (vanaf 0,2 Gy).
    De te geven informatie over de verschillende stralingsdrempels is
onduidelijk. Dit is gewoonweg onbekend. Indien mogelijk moet stralings-
expositie vermeden worden tijdens de zwangerschap.

**Vervolg casus Anita**

*Een aantal weken later zijn de bloedsuikers met insuline goed gereguleerd en
heeft Anita haar dagelijkse foliumzuurtabletten ingenomen. Zij is gestopt met
roken en vraagt u tijdens het telefonisch spreekuur of zij nu bij u op het spreekuur kan komen om het spiraaltje te laten verwijderen. U stemt toe, maar vraagt*

*het stel om thuis vast samen de vragenlijst in te vullen die zij kunnen vinden op*
*www.zwangerwijzer.nl, en de uitdraai de volgende keer mee te nemen naar het*
*spreekuur.*

---

De vragenlijst op www.zwangerwijzer.nl is een zorginstrument voor
preconceptioneel advies dat de patiënt voorafgaand aan het eerstvolgende bezoek op uw spreekuur kan invullen om zo na te gaan wat de
mogelijke risicofactoren zijn voor zowel moeder als kind. De vragen
beslaan het gebied van leefstijl, familiaire aandoeningen, medische
geschiedenis en gynaecologie. Aan het eind van het programma wordt
de mogelijkheid geboden de output per e-mail naar de huisarts te
sturen, zodat u zich op het consult kunt voorbereiden.

---

**Vervolg casus**
**Anita**

*De uitdraai van vragenlijst blijkt geen nieuwe risicofactoren te bevatten. U ver-*
*wijdert het IUD.*

    *Anita Janssen komt drie maanden later bij u op het spreekuur. Zij heeft net*
*een zwangerschapstest gedaan: ze is zwanger! Ze is helemaal opgetogen en zal*
*volgende week contact op gaan nemen met een verloskundige voor een eerste*
*afspraak. De instelling op insuline is probleemloos via uw praktijkondersteu-*
*ner verlopen en zij staat nu goed ingesteld met kortwerkende insulines. U ver-*
*telt haar dat zij hoogstwaarschijnlijk in de tweede lijn door een diabetesteam*
*behandeld zal moeten worden gedurende haar zwangerschap. Een diabetesteam*
*bestaat over het algemeen uit een internist gespecialiseerd op dit gebied, een*
*gynaecoloog en een diabetesverpleegkundige. Daarnaast zal zij door een diëtiste*
*geholpen worden om haar voedingspatroon verder te verbeteren. Zij vertelt u*
*terloops dat ook het stoppen met roken, ondanks de grote moeite die zij ermee*
*heeft, gelukt is!*

*Zij vraagt zich af of zij nog extra onderzoeken zal krijgen om verdere afwijkingen*
*bij haar kindje op te sporen. Wat weet u hierover bij zwangeren met diabetes?*

**Vruchtwaterpunctie**

Formeel gezien hebben zwangeren met diabetes recht op een amniocentese bij 16 weken zwangerschap. Echter de Nederlandse Diabetes Federa-
tie heeft in haar aanbeveling aangegeven dat niet-invasief echoscopisch
onderzoek bij 18-20 weken het meest zinvolle diagnostische middel is om
foetale misvormingen op te sporen. Hoewel amniocentese als voordeel
heeft dat op chromosomaal niveau het downsyndroom en bij verhoogd
alfafoetoproteïne (AFP) neurale buisdefecten beter opgespoord kunnen
worden, heeft het ook nadelen, namelijk de kans op een abortus bij het
doen van een amniocentese (0,3%).

---

**Aandachtpunten voor het vaststellen van risicofactoren**
- Chronische ziekten als epilepsie en schildklierafwijkingen.
- Aangeboren afwijkingen bij de vrouw of haar partner, bij familie en bij eerdere kinderen; een familieanamnese is dus tijdens het preconceptieconsult erg belangrijk.
- Genetische afwijkingen bij de vrouw of haar partner, bij familie en bij eerdere kinderen.
- Obstetrische voorgeschiedenis van de aanstaande zwangere.
- Psychiatrische voorgeschiedenis van de aanstaande zwangere en haar familie (ook tijdens de zwangerschap en in de kraamperiode).
- Gynaecologische operaties.
- Medicatiegebruik.
- Intoxicaties met alcohol, drugs en sigaretten.
- Beroepsmatige risicofactoren, zoals blootstelling aan straling.
- Leeftijd van de vrouw.
- (Over)gewicht en leefstijlfactoren zoals dieet en bewegingspatroon.
- Kans op hiv.
- Bloedverwantschap tussen partners.
- Oorspronkelijke afkomst (bijvoorbeeld Surinaamse/Antilliaanse/Turkse/Marokkaanse afkomst: hemoglobinopathieën; Asjkenazisch-Joodse afkomst: de ziekte van Canavan, ziekte van Gaucher, ziekte van tay-sachs, familiaire dysautonomie, cystic fibrose).

---

## Literatuur

American College of Obstetricians en Gynecologists. Substance abuse in pregnancy. ACOG Technical Bulletin Number 195- July 1994. Int J Gynaecol Obstet 1994;47:73-80.

Bodnar LM, Tang G, Ness RB, Harger G, Roberts JM. Periconceptional multivitamin use reduces the risk of preeclampsia. Am J Epidemiol. 2006;164:470-7.

Brent RL. Counseling patients exposed to ionizing radiation during pregnancy. Rev Panam Salud Publica 2006;20:198-204.

Cebral E, Lasserre A, Rettori V, Gimeno MA de. Alterations in preimplanta-
tion in vivo development after preconceptional chronic moderate alcohol
consumption in female mice. Alcohol and Alcoholism. 2000;35:336-43.

Cornel MC. Consanguïniteit. In: Bonnet-Breusers AJM, Hirasing RA,
Hoppenbrouwers K, Rensen HBH, Wagenaar-Fischer MM (eds.). Praktijkboek Jeugdgezondheidszorg. Maarssen: Elsevier Gezondheidszorg, 2005.

Cornel MC. Moederschap op iets oudere leeftijd. Tijdschrift voor Verloskundigen 1993;18:431-4.

Erfelijke en aangeboren aandoeningen. Preventie in de preconceptionele
periode. http://www.rivm.nl/vtv/object_class/kom_prevprecon.html.

Floyd RL, Zahniser SC, Gunter EP, Kendrick JS. Smoking during pregnancy:
prevalence, effects and intervention strategies. Birth 1991;18:48-53.

Gezondheidsraad. Preconceptiezorg: voor een goed begin. Den Haag:
Gezondheidsraad, 2007; publicatienr. 2007/19. Beschikbaar via
www.gezondheidsraad.nl.

Gezondheidsraad. Risico's van alcoholgebruik bij conceptie, zwangerschap en borstvoeding. Den Haag: Gezondheidsraad, 2005; publicatie nr
2004/22. Beschikbaar via www.gezondheidsraad.nl.

Grody WW, Cutting GR, Klingen KW, Richards CS, Watson MS, Desnick RJ.
Laboratory standards and guidelines for populations based cystic fibrosis
carrier screening. Genet Med 2001;3:149-54.

Harper PS. Practica genetic counselling. 4th ed. Boston: Butterworth-
Heinemann, 1993.

Lord BI. Transgenerational susceptibility to leukaemia induction
resulting from preconception, paternal irradiation. Int J Radiat Biol
1999;75:801-10.

Oldenziel JH, Flikweert S, Daemers DOA, Groenendijk B, Lo Fo Wong
SH, Wiersma Tj. NHG-Standaard: Zwangerschap en kraamperiode. Huisarts Wet 2003;46:369-87. Ook te raadplegen via http://nhg.artsennet.nl.
kenniscentrum/k_richtlijnen.htm.

Prevention of neural tube defects: Results of the Medical Research Council Vitamin Study The Lancet 1991;338,:131-7.

Wildschut HI, Vliet-Lachotzki EH van, Boon BM, Lie Fong S, Landkroon AP, Steegers EA. Preconceptiezorg: een onlosmakelijk onderdeel van de zorg voor moeder en kind. Ned Tijdschr Geneeskd 2006;150:1326-30.

## Websites

www.preconceptiezorg.nl
www.zwangerstraks.nl
www.zwangerwijzer.nl

# 3    Een alarmerend bericht

## Neonatale screening

**Casus Marieke**

Op vrijdagmiddag iets voor vijven krijgt u een telefoontje van de moeder van Marieke Kastermans, 10 dagen oud, met de mededeling dat Marieke bij de hielprik positief is bevonden op biotinidasedeficiëntie. Moeder heeft nog nooit van deze afwijking gehoord en maakt zich veel zorgen. Zij moeten vanavond nog naar het ziekenhuis komen met Marieke voor verder onderzoek en eventueel behandeling.

U heeft overigens ook geen idee wat biotinidasedeficiëntie is, maar de melding klinkt alarmerend. Wat doet u nu?

**Hielprikziekten na neonatale screening**

Vanaf 2007 worden kinderen niet meer alleen gescreend op de bekende drie hielprikziekten (fenylketonurie (PKU), congenitale hypothyreoïdie (CHT) en adrenogenitaal syndroom (AGS)), maar op zeventien ziekten waarbij complicaties door vroegtijdige opsporing kunnen worden voorkomen of behandeld (zie de twee kaders aan het eind van dit hoofdstuk en www.rivm.nl). Biotidinasedeficiëntie is daar één van. De zeventien verschillende ziekten kunnen grofweg worden ingedeeld in drie verschillende groepen (metabole, endocrinologische en hematologische aandoeningen) en worden als zodanig ook verschillend behandeld bij verwijzing na een positieve uitslag.

In het geval van een positieve hielprikscreening op een metabole of endocrinologische aandoening, bericht het laboratorium waar de test is verricht het regionale RIVM-kantoor. Van daaruit informeert de medisch adviseur de kinderarts die gespecialiseerd is in de betreffende aandoening en/of de huisarts. Bij de meest urgente uitslagen is de huisarts dus geen verwijzer. Het voordeel hiervan is dat bij bepaalde ziekten, zoals de hier genoemde metabole aandoening biotinidasedeficiëntie, die met spoed moeten worden behandeld, er geen wachttijd is. Met behulp van dit protocol blijft de uitslag niet een heel weekend liggen bij de huisarts zoals in het begin van de vernieuwde screening mogelijk was. De dienstdoende kinderarts metabole ziekten neemt direct contact op met de familie van het kindje.

Het RIVM heeft een draaiboek uitgebracht waarin beschreven wordt wat de huisarts geacht wordt te doen bij een afwijkende uitslag (Zie ook: www.rivm.nl/hielprik/draaiboek).

U herinnert zich een tijd geleden de informatie te hebben ontvangen over de nieuwe hielprik en u zoekt op de website van het RIVM naar meer

Telefonisch consult
kinderarts

informatie over de gevonden ziekte. Hieruit blijkt dat er haast geboden is bij deze uitslag en u besluit telefonisch te overleggen met de kinderarts metabole ziekten in het dichtstbijzijnde universitair medisch centrum met de vraag wat hij vanavond gaat doen met deze testuitslag.

---

**RIVM**

Het Rijksinstituut voor Volksgezondheid en Milieu coördineert programma's om ziekten en aangeboren afwijkingen te voorkomen. Als kennis- en onderzoeksinstituut is het RIVM betrokken bij bijvoorbeeld het Rijksvaccinatieprogramma en de hielprikscreening bij pasgeborenen. Zowel voor beleidsmakers en professionals in de gezondheidszorg als voor niet-professionals vormt het een advies- en ondersteuningsorgaan op diverse werkterreinen (www.rivm.nl).

**Waarom een nieuw screeningsprogramma?**

De overwegingen om het screeningspakket uit te breiden hingen samen met de te verwachten gezondheidswinst door vroege opsporing en met de frequentie van voorkomen. Behandeling van deze zeventien te screenen ziekten vanaf de neonatale leeftijd leidt tot het voorkómen van onherstelbare schade.

Nieuwe analysetechnieken (onder andere tandem-massaspectrometrie) maken het mogelijk deze zeventien aandoeningen in een vroeg stadium met voldoende zekerheid te detecteren.

Daarnaast geldt voor erfelijke bloedarmoedes zoals sikkelcelziekte dat de prevalentie enorm is toegenomen door verhoogde migratie vanuit onder andere Afrika, Zuid-Amerika, het Middellandse Zeegebied en Azië. De gestegen geboorteprevalentie vanuit deze gebieden vormde dus ook een reden voor opname in dit nieuwe hielprikprogramma.

**Tandem-massaspectrometrie**

Een tandem-massaspectrometer is een instrument dat deeltjes of moleculen elektronisch weegt en het aantal deeltjes berekent in het te analyseren materiaal. Een mooie analogie is die van een sorteermachine. Bij de erfelijke metabole ziekten waarop wordt gescreend bij de hielprik, is er bijvoorbeeld een tekort aan een enzym dat een aminozuur omzet of een eiwit afbreekt. De tandem-massaspectrometer registreert bij een afwijkende hielprik dat er een teveel van dit aminozuur of eiwit in het bloed aanwezig is. Het voordeel van de tandem-massaspectrometer is dat dit binnen korte tijd en zeer specifiek gebeurt.

> **Hoe werkt de hielprik?**
> De hielprik bestaat sinds 1974, toen werd er voor het eerst gescreend op fenylketonurie (PKU). In 1981 werd de hielprik uitgebreid met congenitale hypothyreoïdie (CHT) en in 2001 kwam daar adrenogenitaal syndroom (AGS) bij. Jaarlijks wordt bij 180.000 kinderen in de eerste week na de geboorte een hielprik afgenomen.
> Van de veertien nieuw te screenen ziekten komen er enkele minder vaak voor. De vaakst voorkomende zijn sikkelcelziekte en medium-chain-acyl-CoA-dehydrogenasedeficiëntie (MCADD; spreek uit 'em-kat').
>
> **Behandeling**
> De behandeling is voor deze ziekten grotendeels hetzelfde: de kinderen krijgen onder begeleiding van een kinderarts een dieet en/of medicatie. Bij sikkelcelziekte worden maatregelen ter preventie van infecties genomen (antibiotica en extra vaccinaties).
> De gezondheidswinst bij vroegontdekking is groot. Preventieve maatregelen en behandeling kunnen zonder tijdsverlies genomen en begonnen worden, waarmee schade aan de geestelijke en lichamelijke groei voorkomen kan worden. Eerder duurde het soms jaren voordat de diagnose gesteld werd.
> Bovendien stelt een tijdige diagnose de ouders in staat een geïnformeerde keuze te maken met betrekking tot dragerschaponderzoek en een eventuele volgende zwangerschap.
>
> **Vergoeding**
> Deze vernieuwde hielprik en de gelijktijdig uitgevoerde neonatale gehoorscreening zijn opgenomen in de nieuwe Zorgverzekeringswet.

**Vervolg casus Marieke**

*U krijgt de kinderarts gespecialiseerd in metabole ziekten van het naburige universitair medisch centrum snel aan de telefoon. Hij vertelt u dat het algemene advies weliswaar is om het kind binnen 24-48 uur te presenteren, maar dat de schade die ontstaat door het opstapelen van eiwitverbindingen gewoon doorgaat. Daarom worden de ouders meestal direct opgeroepen om zo schade te minimaliseren. U besluit na het gesprek nog even bij de familie langs te gaan.*

**Wat kunt u de familie vertellen?**

In het ziekenhuis zullen urine en bloed worden afgenomen en verder worden onderzocht. Soms vindt opname op de kinderafdeling plaats, meestal is dit echter niet noodzakelijk en kan de familie samen met het kind met een dieet huiswaarts gaan.

Vervolg casus
Marieke

*De ouders van Marieke zijn volledig overrompeld door het slechte nieuws:
'Marieke is toch een gezond kind, er is niets aan de hand!' U probeert dan ook uit
te leggen dat het er in eerste instantie om gaat de diagnose te bevestigen of uit te
sluiten. Ook legt u verschillende keren uit dat de ziekte, wanneer deze onverhoopt
aanwezig zou zijn, goed is te behandelen met een dieet. Binnen vijftien minuten
nadat u het nieuws met hen besproken heeft, is de familie vertrokken naar het
ziekenhuis.*

*In het weekend belt u toch nog even naar de familie hoe het afgelopen is:
gelukkig blijkt er niets aan de hand te zijn geweest; de uitslag was fout-positief.
Ze waren daarvoor wel zo'n vijf uur bezig geweest in het ziekenhuis. Mevrouw
Kastermans weet nog niet of ze opgelucht, ongerust of boos moet zijn.*

*U zoekt op de RIVM-website wat de kans is op een fout-positieve uitslag,
want u vindt het toch wel erg vervelend dat de familie Kastermans zo onnodig
ongerust is geweest en u had ze hier graag over willen voorlichten.*

Uitbreiding van de
hielprikscreening

Tot 1 januari 2007 werden circa 88 kinderen (van de 180.000 pasgeborenen) per jaar gevonden met één van de drie gescreende ziekten. Uit prospectief evaluatieonderzoek blijkt dat in 2007 en 2008 bij respectievelijk
469 en 259 pasgeborenen (0,26% en 0,14% van alle pasgeborenen) via de
hielprik een positieve uitslag werd gevonden op een van de stofwisselingsziekten. Bij 75 (0,04%) en 102 (0,05%) van alle pasgeborenen bleek deze
uitslag terecht positief. Hoewel het aantal fout-positieven wel afnam (van
394 in 2007 (84% van alle in eerste instantie positief bevonden uitslagen)
naar 102 (39%) in 2008) bleef dit toch een groot aantal. De redenen hiervoor waren divers. Toch heeft de uitbreiding van de hielprik geleid tot een
enorme gezondheidswinst voor een groter aantal neonaten dan voorheen.

Van de ziekten die per 1 januari 2007 werden toegevoegd, komen
MCADD en sikkelcelziekte het vaakst voor. Erfelijke bloedarmoedes zoals
sikkelcelziekte worden bij ongeveer 60 patiënten per jaar gevonden, en
MCADD bij 14 tot 18 patiënten. Voor de andere ziekten die aan de hielprik
zijn toegevoegd gaat het om veel kleinere getallen. In totaal worden jaarlijks ongeveer 177 kinderen met één van de 17 ziekten opgespoord.

Weigering
hielprik?

Zouden mensen die vaccinatie weigeren, ook een hielprik weigeren? In
het advies van de Gezondheidsraad staan de belangen van het kind op de
eerste plaats en die van de ouder(s) of anderen op de tweede. Goed hulpverlenerschap zou tekortschieten als weigering van de ouders zomaar
wordt gehonoreerd en het belang van het kind uit het oog wordt verloren.
De Gezondheidsraad heeft in zijn advies naar de minister zeer duidelijk
gemaakt dat ouders op hun verantwoordelijkheid moeten worden aangesproken, hoewel de wens van de ouder(s) uiteindelijk gerespecteerd moet
worden. In Nederland weigerde in 2007/8 slechts 0,25% de hielprik.

De uitbreiding van de hielprik was aanleiding voor het ontwikkelen van een aantal voorlichtingsbrochures en aanwijzingen voor voorlichtings-gesprekken door hulpverleners (www.rivm.nl/pns/hielprik/). Deze informatie wordt door de verloskundige zorgverlener gegeven in het derde trimester van de zwangerschap tijdens het 'bevallingsgesprek'. Zo wordt geïnformeerde besluitvorming post partum bevorderd. De afspraak is dan ook dat de zwangere een folder krijgt over de hielprik bij pasgeborenen. Bij de afdeling Bevolking wordt nogmaals een folder uitgereikt bij de aangifte van het kind.

**Extra aandacht bij mensen van niet-westerse origine**

Bij het geven van informatie dient u in dit geval zeker rekening te houden met het land van herkomst, met name Suriname, de Antillen, Marokko, Turkije en Afrika, omdat daar erfelijke bloedarmoedes zoals sikkelcel-ziekte regelmatig voorkomen. Een 'bijproduct' van de screening is soms de uitslag dat het kind *drager* is van erfelijke bloedarmoede. De gebruikte testmethode identificeert namelijk ook heterozygoten.

**Diagnose sikkelcelziekte, en dan?**

Bij sikkelcelziekte liggen de afspraken over het informeren vanuit het RIVM wat gecompliceerder dan bij stofwisselingsziekten. Bij een aangedaan kind zal naast de huisarts ook de kinderarts op de hoogte worden gesteld. Bij dragerschap zal aanvankelijk alleen de huisarts worden ingelicht, en enkele weken later ook de ouders. Dragerschap heeft namelijk geen gevolgen voor de gezondheid van de baby. Wanneer het kind drager is, is waarschijnlijk een van de ouders ook drager. Wanneer de andere ouder ook drager is, is er voor volgende zwangerschappen 25% kans op een kind met een ernstige vorm van deze erfelijke bloedarmoede. Het is belangrijk om dit na te gaan, ook ten behoeve van andere familieleden. Dragerschapstesten (van de ouders) kunnen in de eerste lijn worden uitgevoerd. Verwijzing naar de klinisch-geneticus voor genetische counse-ling van de ouders is in het geval van een dragerpaar aangewezen. Wanneer geen van de ouders drager is, kan er sprake zijn van non-paterniteit of een nieuwe mutatie. Als er a priori twijfel over het vaderschap bestaat, zou dragerschapsonderzoek van de ouders kunnen starten met de moeder: als zij geen drager is, zijn ernstige risico's voor volgende zwanger-schappen uitgesloten.

**Waarom screening op sikkelcelziekte bij westerse kinderen?**

In het hielprikprogramma wordt de screening op erfelijke bloedarmoedes zoals sikkelcelziekte aan alle kinderen aangeboden ongeacht de etnische achtergrond. Hoewel mensen afkomstig uit niet-risicogebieden maar een heel kleine kans hebben op de aandoening, is er geen sluitende manier om risicogroepen met voldoende betrouwbaarheid van niet-risicogroepen te onderscheiden. Bovendien kan het ongewenst zijn het onderwerp van etniciteit aan de orde te stellen vanwege risico op (gevoelens van) discriminatie. De praktische oplossing is het screenen van iedereen.

Rol eerstelijns-
medewerkers
bij verwijzing
naar klinisch-
genetische centra

Uit onderzoek is overigens gebleken dat bij eerstelijnsmedewerkers, huisartsen en verloskundigen, nog veel onduidelijk is over hun rol bij het verwijzen naar een klinisch geneticus bij dragerschap. Zo werd in 2007 bij 806 kinderen een positieve uitslag van dragerschap gevonden, maar werden nog geen dragerparen verwezen naar klinisch-genetische centra. Kennelijk is optimale zorg bij gezinnen na positief bevonden dragerschap lastig te realiseren.

---

### De vernieuwde neonatale gehoorscreening

Medio 2006 is de gehoorscreening veranderd, waarbij de oude CAPAS- of Ewing-methode (afgenomen bij 9 maanden) is vervangen.

De huidige gehoorscreening wordt in combinatie met de hielprik tijdens hetzelfde huisbezoek uitgevoerd door een en dezelfde persoon.

Dit is een aanzienlijke verbetering. Het blijkt namelijk dat het meeste effect van een behandeling van een gehoorstoornis wordt bereikt als vóór de leeftijd van 6 maanden wordt gestart.

Het eerder onderkennen van gehoorproblemen bij de neonaat betekent een verbetering voor de spraak-taalontwikkeling en daarmee samenhangend de geestelijke en sociale ontwikkeling van het kind. Opgemerkt moet worden dat niet alle vormen van slechthorendheid en doofheid hiermee worden uitgesloten (cerebrale doofheid bijvoorbeeld). Onderzoek verricht door TNO laat zien dat 50% van de neonaten die met een afwijkende gehoortest zijn verwezen ook daadwerkelijk een gehoorafwijking heeft.

### Methode

Een in het oor geplaatst microfoontje zendt geluid uit en registreert echografisch de reactie van het trommelvlies. De test duurt slechts enkele minuten.

---

### Achtergrond onderzochte ziekten hielprik

De veertien ziekten die vanaf 2007 zijn toegevoegd:

1 Biotinidasedeficiëntie is een zeldzame aandoening die leidt tot neurologische afwijkingen en huidaandoeningen.

2 Cystic fibrose (CF, ook wel taaislijmziekte genoemd) komt voor bij 1 op de 4000 pasgeborenen in Nederland. De verwachte ▶

▶ levensverwachting is momenteel 40 jaar en deze wordt mogelijk nog hoger als vanaf zeer jonge leeftijd preventief behandeld
wordt. Vanaf 1 januari 2008 is grootschalig proefonderzoek
gedaan naar de mogelijkheid om CF in de hielprik op te nemen.
CF leidt tot maag-, darm- en longklachten. CF zit nog niet stan-
daard in de hielprikscreening, in het zuiden van Nederland wel.

3 Galactosemie leidt tot lever- en nierfalen en uiteindelijk tot
gewichtsverlies en lethargie.

4 Glutaaracidurie type 1: hoewel de geboorteprevalentie in de westerse wereld slechts 1 op de 30.000-100.000 is, zijn de gevolgen
ernstig: onomkeerbare ernstige hersenbeschadiging na een periode van vasten zoals bij infectie.

5 Homocystinurie: symptomen lopen uiteen van ooglensdislocatie,
trombose, skeletafwijkingen, bloedarmoede, psychomotore retardatie tot andere neurologische afwijkingen.

6 Isovaleriaanacidemie: als gevolg van een enzymdeficiëntie
(isovaleryl-CoA-dehydrogenase) ontstaat een teveel aan leucine.
Leucine is een essentieel aminozuur dat door het lichaam wordt
gebruikt bij de opbouw van eiwitten. Echter, een teveel aan deze
stof leidt tot een verzuring en kan zo schadelijk zijn voor het
lichaam en in het bijzonder voor de hersenen. In de eerste levens-
weken spelen al symptomen op: lusteloosheid, voedselweigering,
soms onderkoeling, een geur van 'zweetvoeten', insulten, coma
en soms zelfs de dood tot gevolg. Behandeling vindt plaats door
middel van een leucinearm dieet.

7 HMG-CoA-lyase-deficiëntie: een tekort aan dit enzym leidt tot
hypoglykemie en hyperammoniëmie, wat eventueel tot de dood of
neurologische schade (epilepsie of mentale retardatie) kan leiden.

8 Holocarboxylasesynthasedeficiëntie: deficiëntie van dit enzym
leidt tot ketoacidose of hyperammoniëmie, wat ademhalingspro-
blemen en huiduitslag tot gevolg heeft en indien onbehandeld tot
de dood kan leiden.

9 3-Methylcrotonyl-CoA-carboxylase deficiëntie: neurologische
schade wordt bij deze deficiëntie vaak gezien.

10 Maple syrup urine disease; soms ook ahornstroopurineziekte
genoemd. De ziekte is genoemd naar de zoete geur van de urine
bij patiënten met deze ziekte. Deze wordt veroorzaakt door de
afbraakproducten van isoleucine. Vroeg in de neonatale periode
zijn de symptomen: lethargie, wisselende spierspanning en insulten. Zonder behandeling kan ook deze ziekte leiden tot de dood.

11 medium-chain-acyl-CoA-dehydrogenasedeficiëntie (MCADD) leidt
tot onvoldoende vetzuurverbranding en dus tot een energietekort ▶

> met mogelijk ernstige symptomen tot gevolg (braken, lethargie en overlijden). Een deel van de patiënten is symptoomloos. In perioden van snelle groei en tijdens ziekteperiodes (vasten) kunnen patiënten plotseling overlijden. Frequent voeden kan dit voorkomen. MCADD lijkt geassocieerd met wiegendood. Op volwassen leeftijd kan het een ernstig HELLP-syndroom veroorzaken.
>
> De twee volgende aandoeningen zijn verwant aan MCADD omdat ook zij een tekort aan vetzuurverbranding (oxidatie) veroorzaken:
>
> 12 long-chain-hydroxyacyl-CoA-dehydrogenasedeficiëntie;
> 13 very-long-chain-acyl-CoA-dehydrogenasedeficiëntie.
> 14 Sikkelcelziekte behoort tot de hemoglobinopathieën. Er is sprake van een genmutatie die codeert voor hemoglobine. Mensen met sikkelcelziekte zijn meestal homozygoot voor het S-hemoglobine (HbS). De aandoening is autosomaal recessief. In plaats van biconcaaf zijn de erytrocyten sikkelvormig. Dit geeft enerzijds aanleiding tot afsluiting van kleine bloedvaten en daardoor tot schade aan organen als de milt, de longen en de hersenen. Anderzijds treedt er een anemie op door verhoogde afbraak van de afwijkende erytrocyten.
> HbS beschermt enigszins tegen de ernstige complicaties van malaria. Dit laat overigens onverlet dat patiënten met sikkelcelziekte en dragers van HbS malariaprofylaxe moeten nemen in malariagebieden.
> Is er sprake van een positieve uitslag en verdenking op sikkelcelziekte, dan wordt de pasgeborene binnen een maand verwezen naar de kinderhematoloog. De eerste drie maanden heeft het kind nog voldoende foetaal hemoglobine. Na bevestiging van de diagnose worden kind en ouders verwezen naar de afdeling Klinische genetica.

## Literatuur

Gezondheidsraad. Neonatale screening. Den Haag: Gezondheidsraad, 2005; publicatienr 2005/11.

Nijs Bik H de, Schrandel-Stumpel CTRM. Klinische genetica (39): de hielprik. Pat Care 2003;30:33-6.

Van den Brande JL, Heijmans HSA, Monnens LAH. Kindergeneeskunde. Derde druk. Maarssen: Elsevier/Bunge, 1998.

Vansenne F, Borgie CAJM de, Bouva MJ, Legdeur MA, Zwieten R van, Petrij F, Peters M. Onderzoek Sikkelcelziekte in de hielprikscreening. II. Gerapporteerd dragerschap. Ned Tijdschr Geneeskd 2009;159:B366.

Visser G, Spronsen FJ van, Sain-van der Velden MG de, Blom HJ, Wijburg FA. Onderzoek Uitgebreide neonatale hielprikscreening op stofwisselingsziekten in Nederland, evaluatie van de eerste 2 jaar. Ned Tijdschr Geneeskd 2009;153:B360.

## Websites

www.erfelijkheid.nl
www.rivm.nl/hielprik
www.stofwisselingsziekten.nl
www.vsop.nl

# 4 Mijn opa heeft de ziekte van Huntington

## Afwijkingen van bekende mendeliaanse overervingspatronen

**Casus Bianca**

*Bianca Haas bezoekt uw spreekuur. Haar maternale grootvader is tien jaar geleden op 60-jarige leeftijd overleden aan de ziekte van Huntington. Of haar moeder, die nu 40 jaar oud is, de aandoening ook heeft, is niet bekend. Ze heeft destijds geen DNA-onderzoek laten doen toen de diagnose bij haar vader pas bekend was. Het leek haar vervelend zekerheid te hebben over zo'n ernstig noodlot; liever bleef ze in onzekerheid. Ze heeft geen neurologische klachten. Bianca is 20 jaar en is pas getrouwd. Ze wil graag kinderen, maar ze wil eigenlijk niet weten of ze zelf de ziekte van Huntington zal krijgen. Ze vraagt u of het mogelijk is prenataal onderzoek te doen zonder dat zij en haar moeder te weten komen of ze de huntingtonaanleg hebben.*

**Overerving niet helemaal volgens Mendel**

Toen George Huntington als huisarts in 1872 de ziekte van Huntington als eerste beschreef, had hij waarschijnlijk nooit verwacht dat wij nu nog zeer geïnteresseerd naar de pathofysiologie van deze ziekte zouden kijken. Hij had in de huisartsenpraktijk van zijn vader en grootvader patiënten zien rondlopen die rare bewegingen maakten met hun armen en benen en kinderen werden soms ook 'besmet'. Nu weten we dat naast de klinische symptomen ook de genetische achtergrond deze ziekte zo interessant maakt, maar ook zo ingewikkeld.

De ziekte van Huntington is een autosomaal dominante aandoening die progressief het centrale zenuwstelsel aantast. Gemiddeld ontstaan de symptomen vanaf de leeftijd van 40 jaar (spreiding 2-80 jaar). Het ziektebeeld is progressief, totdat de dood erop volgt, gemiddeld ongeveer 16 jaar na de eerste klachten. Omdat patiënten bij het begin van de symptomen veelal in de bloei van hun leven zijn, is dit een onthutsende ziekte.

Er zijn drie hoofdgroepen van klachten: motorische, cognitieve en psychische klachten. Er is een grote mate van klinische variabiliteit binnen en tussen families. De klachten kunnen zich bij mensen die de aanleg hebben geërfd totaal verschillend openbaren. Soms is de aandoening daarom lastig te herkennen; de ziekte kan bijvoorbeeld debuteren met een ernstige depressie met verschijnselen van vergeetachtigheid zonder evidente motorische verschijnselen. De ziekte komt bij 1 op de 10.000 mensen voor en wordt vooral familiair gezien omdat er nauwelijks de novo (nieuwe) mutaties bestaan van dit *Huntington disease*-gen (HD-gen). Er leven nu circa 1400 mensen met de ziekte van Huntington in Nederland, en ongeveer 4000 mensen maken kans symptomen van deze ziekte te ontwikkelen.

---

**Een dynamische mutatie: de mutatie verandert**

Het HD-gen ligt op chromosoom 4, op de korte arm: 4p16.3 om precies te zijn. In het gen zit een herhaling van drie nucleotiden (DNA-bouwstenen): CAG. Deze herhalingen heten *repeats*. Het aantal CAG-repeats schommelt bij gezonde personen tussen 6 en 35, terwijl een aantal van 40 of meer altijd samenhangt met de ziekte van Huntington.

Bij 36-39 repeats kan er verminderde penetrantie zijn, dat wil zeggen dat er patiënten zijn met dit aantal repeats, maar dat dit aantal repeats ook wordt gevonden bij personen die tot op hoge leeftijd geen verschijnselen vertonen.

Dragers van 27-35 repeats zullen de ziekte niet zelf ontwikkelen, maar er is wel een kans, met name bij mannelijke dragers, dat het aantal repeats toeneemt bij het nageslacht (expansie). Naarmate de lengte van de herhalingen toeneemt, begint de ziekte op jongere leeftijd.

---

**Wel of niet testen?**

Kinderen van een patiënt met de ziekte van Huntington hebben 50% kans om de aanleg geërfd te hebben. Veel risicodragers laten geen DNA-test doen omdat het vergaande consequenties voor de verdere invulling van je leven heeft, wanneer je asymptomatisch huntingtonpatiënt bent. Begin je wel of niet aan een relatie en kinderen; hoe ga je om met je studiekeuze en carrière? Als je zwanger bent of wilt worden, laat je dan prenatale diagnostiek uitvoeren? Familieleden, vrienden, maar natuurlijk ook patiënten zelf kunnen met dergelijke vragen bij de huisarts komen. Hoe gaat u hiermee om als huisarts?

Er zijn echter ook veel mensen die wel kiezen voor een test omdat ze niet tegen de onzekerheid kunnen, of omdat ze willen weten of zij de aanleg wél of niet kunnen doorgeven aan hun kinderen.

Helaas bestaat er geen curatieve behandeling. Medicatie kan de choreatische motoriek en de emotionele labiliteit iets verbeteren.

**De patronen volgens Mendel**

In het geneticaonderwijs op de middelbare school en in de geneeskundeopleiding kregen ze veel aandacht: de aandoeningen die overerven volgens vaste patronen, zoals Mendel die beschreef. Cystic fibrose (CF, taaislijmziekte) erft autosomaal recessief over: ouders zijn drager en wanneer het kind tweemaal de aanleg erft, wordt het ziek. De ziekte van Huntington is een autosomaal dominant overervende aandoening: vaak zijn meerdere generaties aangedaan en de kans de aanleg door te geven aan het nageslacht is in elke zwangerschap 50%. Hemofilie en duchennespierdystrofie zijn geslachtsgebonden (op X-chromosoom gelegen): jongens hebben de aandoening, meisjes zijn draagster. In al deze gevallen geldt dat er één gen betrokken is bij de ziekte; de aandoening is monogeen. Het gaat om zeldzame ziekten, en hoewel u als huisarts vaak wel één of enkele families met dergelijke monogene aandoeningen in de praktijk heeft, kent u niet alle duizenden monogene aandoeningen.

**Afwijkingen van het vaste patroon**

Monogene aandoeningen zijn ingewikkelder geworden in de afgelopen jaren. Soms lijkt een aandoening het monogene patroon te volgen, maar klopt het toch niet helemaal. Een vrouw die de aanleg voor erfelijke borstkanker door een mutatie in het BRCA1- of BRCA2-gen heeft geërfd, heeft een sterk verhoogde kans op borst- (of ovarium)kanker, maar die kans is geen 100%. Overigens is het relevant hier op te merken dat ook mannen drager kunnen zijn van een mutatie in het BRCA1- of BRCA2-gen. Bij hen leidt dit meestal niet tot problemen. Sommige mannen krijgen echter zelf ook borstkanker. Mannen kunnen deze aanleg wel doorgeven aan hun nageslacht. Vooral voor hun dochters is dit relevant.

Bij geslachtsgebonden aandoeningen hebben in het algemeen jongens de ziekte en geven gezonde vrouwen de aanleg door. Maar vrouwen die draagster zijn van mutaties in het duchennegen blijken later in het leven gemiddeld vaker hartklachten te krijgen. Het fragiele-X-syndroom leidt tot mentale retardatie bij jongens, maar ook meisjes kunnen aangedaan zijn, en sommige mannen zijn een *normal male transmitter*: ze geven wel de aanleg door, maar hebben geen klachten.

Vaak is over monogene aandoeningen gedacht in twee categorieën: je bent ziek of gezond. Bij dynamische mutaties blijken er gradaties te zijn in de ernst en beginleeftijd van de ziekte. Bij een huntingtonmutatie in een familie kan het gen bij volgende generaties een ernstiger ziektebeeld veroorzaken (dit wordt 'anticipatie' genoemd) doordat een dynamische mutatie gegroeid is. Soms spelen ook omgevingsfactoren een belangrijke rol bij de ernst van een ziektebeeld met monogene oorzaak. De ernst van CF wordt bijvoorbeeld mede bepaald door infectie met *Pseudomonas*.

**Gevolgen van erfelijke aandoeningen**

Waarom hebben monogene aandoeningen zo veel invloed op het verloop van gezondheid in de loop van het leven? Allereerst gaat het vaak om ernstige chronische aandoeningen. Familieleden realiseren zich soms dat zij of hun kinderen ook kans op de aandoening hebben.

Aangezien er steeds meer testen naar genetische aandoeningen beschikbaar komen, nemen de ethische vragen rond technische mogelijkheden toe: prenatale diagnostiek en selectieve abortus, of embryoselectie vanwege een monogeen erfelijke aandoening?

Wat zijn de consequenties van het 'niet-weten' of juist het 'wel-weten' van deze genetische testuitslagen voor de invulling van het verdere leven? Wat vertel je aan je familieleden? Kan er nog een levensverzekering worden

afgesloten bij het afsluiten van een hypotheek? Komen preventieve operaties in aanmerking of moet er frequente controle plaatsvinden?

*U belt met het klinisch-genetisch centrum. Er blijkt technisch gesproken van alles
mogelijk te zijn: presymptomatische DNA-diagnostiek bij moeder en Bianca zelf,
prenatale diagnostiek wanneer Bianca zwanger zou zijn, en pre-implantatie
genetische diagnostiek (embryoselectie). Wel is de procedure zeer belastend en
aangeraden wordt Bianca te verwijzen naar een klinisch-genetisch centrum. Hier
vinden gesprekken met arts (klinisch geneticus) en psycholoog plaats.*

*Bij prenataal DNA-onderzoek kan blijken dat de foetus aangedaan is. Dan
is het zeker dat ook Bianca en haar moeder de aanleg hebben. Het zou technisch
gesproken mogelijk zijn uit te zoeken of de foetus het relevante deel van chromosoom 4 van de aangedane overgrootouder heeft, en alle zwangerschappen af te
breken waarbij de aanleg van de maternale grootvader van Bianca wordt doorgegeven, maar dan breek je meer zwangerschappen af dan wanneer je direct naar de
huntingtonaanleg kijkt. Dat wordt ethisch niet aanvaardbaar geacht.*

*De moeder van Bianca wil nu wel weten of ze een mutatie in haar HD-gen
heeft, vooral omdat ze begrijpt dat dit voor haar dochter relevant is. Bovendien
heeft ze goede hoop van de onzekerheid verlost te worden; ze heeft nog steeds geen
symptomen op veertigjarige leeftijd, maar leeft wel dagelijks met de vrees alsnog
de ziekte van Huntington te krijgen.*

*Het DNA-onderzoek valt gunstig uit: de moeder van Bianca heeft de mutatie
niet, en dus hoeft Bianca zelf geen nader onderzoek te ondergaan. Ze wordt een
halfjaar later zwanger en bevalt van een gezonde baby.*

**Een meisje met een geslachtsgebonden erfelijke aandoening**

*Het echtpaar De Wit komt bij u op het spreekuur met de vraag of zij misschien
genetisch onderzoek kunnen laten doen. Zij hebben namelijk op internet gekeken.
Mevrouw De Wit begreep dat haar nichtje, een dochter van haar zus, het zeldzame rettsyndroom heeft. 'Afschuwelijk,' zegt ze, 'het eerste jaar ging alles zo goed,
ze kon al zitten, zei al een paar woordjes en nu sinds een paar maanden is het
een onherkenbaar kind dat alleen nog maar de handjes in elkaar wrijft en op en
neer beweegt in haar stoel. Het lijkt ook net of je geen contact meer met haar kunt
maken. Het blijkt nu een genetische ziekte te zijn. Nee, mijn zus is er echt kapot
van en het maakt ons erg bang. Wat als ons zoiets overkomt als wij kinderen
willen hebben? Wat is de kans hierop dokter?'*

*U vertelt echtpaar De Wit dat u contact zult opnemen met het klinisch-gene-
tisch centrum en hen dan telefonisch op de hoogte zult stellen van het advies ten
aanzien van erfelijkheidsvoorlichting.*

Het rettsyndroom: een X-gebonden dominant erfelijke aandoening

De aanleg voor het rettsyndroom ligt op het X-chromosoom. Het woord 'X-gebonden erfelijke aandoening' beschrijft de manier van overerven van deze soort van erfelijke aandoeningen, namelijk via het X-chromosoom. Een man heeft één X-chromosoom en één Y-chromosoom en een vrouw twee X-chromosomen.

De meest bekende geslachtsgebonden aandoeningen zijn X-gebonden recessief. Doordat een vrouw twee X-chromosomen heeft, heeft zij in het geval van X-gebonden recessieve aandoeningen geen symptomen. De reden hiervoor is dat het gemuteerde gen op het 'zieke' X-chromosoom zit en het andere 'gezonde' X-chromosoom de functie hiervan overneemt. Zodoende kunnen vrouwen wel draagster zijn van een dergelijke X-gebonden aandoening, maar zijn zij er niet ziek van.

Dit algemene principe klopt echter niet altijd, zoals in het geval van het rettsyndroom, een X-gebonden dominant erfelijke aandoening. Er zijn maar weinig X-gebonden dominant erfelijke aandoeningen. De waarschijnlijke reden hiervoor is dat de ernst van deze aandoeningen ervoor zorgt dat er weinig kans is op nakomelingen van mensen met deze aandoeningen. Er ontstaan symptomen als gevolg van een nieuwe (de novo) mutatie op het X-chromosoom.

Het rettsyndroom is een neurologische ontwikkelingsstoornis waarbij autisme, spasticiteit, groei en ontwikkelingsstoornissen op de voorgrond staan. Het gen verantwoordelijk voor deze aandoening ligt op de lange arm van het X-chromosoom. Mocht een mannelijke nakomeling een mutatie hebben in dit gen, dan is er weinig kans op overleving tijdens de zwangerschap. Een meisje wordt meestal in eerste instantie 'gezond' geboren waarna zij op een- à tweejarige leeftijd plotseling in toenemende mate afwijkingen begint te vertonen. Voor familieleden is het herhalingsrisico op het rettsyndroom te verwaarlozen. Voor de eventuele volgende kinderen van de moeder van het patiëntje bestaat er wel een licht verhoogd herhalingsrisico: ongeveer 1% van de gevallen is familiair. Hier kan een kiembaanmutatie een rol spelen, waarbij in meerdere cellen van de ovaria de mutatie aanwezig is. Om deze reden is er wel een indicatie voor prenataal onderzoek bij volgende zwangerschappen.

Vervolg casus echtpaar De Wit

U ziet het echtpaar De Wit na enkele weken terug. Tijdens telefonisch overleg met een klinisch-genetisch centrum bij u in de buurt wordt u uitgelegd dat het rettsyndroom meestal veroorzaakt wordt door nieuwe mutaties op het X-chromosoom. Het echtpaar (oom en tante van patiëntje) kan gerustgesteld worden. De kans dat zij een kind met het rettsyndroom krijgen, is verwaarloosbaar klein. Er is geen indicatie voor verwijzing of prenataal onderzoek.

X-gebonden
recessieve
aandoeningen

Mogelijk is het u niet onmiddellijk duidelijk hoe dit overervingspatroon afwijkt van 'gewone' geslachtsgebonden overerving. Een voorbeeld van een X-gebonden *recessief* erfelijke aandoening is spierdystrofie van Duchenne. Deze aandoening komt bij 1 op de 4000 jongens voor. Het is een van de meest frequent voorkomende erfelijke spierziekten. De aandoening uit zich vaak al op kinderleeftijd bij jongens. Op jong adolescente leeftijd is het kind als gevolg van ernstige spierzwakte al vaak rolstoelafhankelijk.

Vrouwelijke dragers hebben geen symptomen van spierdystrofie, maar kunnen iets vaker dan gemiddeld hartklachten hebben waarvoor jaarlijkse controle door een cardioloog geïndiceerd is. De oorzaak van deze ziekte is het gebrek aan dystrofine door een mutatie voor dit gen op de korte arm van het X-chromosoom (Xp21). Dit dystrofinegen codeert voor het eiwit dystrofine, dat een duidelijke functie heeft bij het herstel van de spier na gebruik. Dit herstel kan dus niet goed genoeg plaatsvinden waardoor op progressieve wijze de spieren worden afgebroken. Zowel in ademhalingsspieren, hartspieren als skeletspieren kunnen er problemen ontstaan met alle gevolgen van dien.

Mocht een man met een X-gebonden recessieve aandoening (de aanleg is in tabel 4.1 aangegeven met X*) een dochter krijgen, dan heeft deze dochter 100% kans om draagster te zijn van deze aandoening. Een zoon van deze man heeft geen risico op het krijgen van de aandoening, omdat de vader immers het Y-chromosoom overdraagt aan zijn zoon tijdens de bevruchting.

Deze overerving wordt verduidelijkt in tabel 4.1.

Als een draagster van een X-gebonden aandoening het gen overdraagt, is het een ingewikkelder zaak. Mocht zij kinderen krijgen, dan is er 50%

Tabel 4.1   Overerving bij een man met een X-gebonden recessieve aandoening

|  |  | Chromosomen moeder | |
| --- | --- | --- | --- |
|  |  | X | X |
| **Chromosomen vader** | X* | XX* | XX* |
|  | Y | XY | XY |

* aanleg voor de X-gebonden recessieve aandoening

Tabel 4.2    Overerving bij een vrouw met een X-gebonden recessieve
             aandoening

|                        |   | Chromosomen moeder | |
| --- | --- | --- | --- |
|                        |   | X  | X* |
| **Chromosomen vader**  | X | XX | XX* |
|                        | Y | XY | X*Y |

\* aanleg voor de X-gebonden recessieve aandoening

kans voor een dochter om draagster te zijn van het gemuteerde gen op
het X-chromosoom en 50% kans voor een zoon om de ziekte te hebben
door deze mutatie (tabel 4.2).

## Literatuur

Maat-Kievit J, Losekoot M, Roos RAC. Van gen naar ziekte; het HD gen en
de ziekte van Huntington. Ned Tijdschr Geneeskd 2001;145;2120-3.

## Websites

www.erfelijkheid.nl
www.ncbi.nlm.nih.gov/omim/Online Mendelian Inheritance in Man®

# 5     Een echte 'kankerfamilie'

## Het familiair voorkomen van borstkanker en ovariumcarcinoom

**Casus Miranda**

*Miranda Koolen, 25 jaar, komt bij u op het spreekuur. Miranda komt direct ter zake. Bij haar tante (zus van vader) en oma (de moeder van vader) is op jonge leeftijd (respectievelijk 30 en 35 jaar) borstkanker gediagnosticeerd. Miranda vertelt dat haar oma kort na de diagnose is overleden. Haar tante leeft nog: zij is geopereerd en heeft chemotherapie gehad. De broer van haar vader is op jonge leeftijd aan 'iets kwaad-aardigs' overleden. Waaraan weet ze niet, hij leefde sterk geïsoleerd van de familie.*

**Familie-anamnese**

Een familieanamnese reflecteert de geschiedenis van de familie op ver-schillende gebieden:

- erfelijke factoren (bijvoorbeeld familiaire darmkanker);
- gedeelde omgevingsfactoren (afkomst van stedelijke omgeving of platteland; wel of niet roken in gezin van afkomst).

Zowel omgevingsfactoren als genetische factoren kunnen leiden tot een verhoogd risico op ziekte, wat door middel van een familieanamnese naar voren kan komen.

**Vervolg casus Miranda**

*Er is bij Miranda sprake van een positieve familieanamnese: er is sprake van famili-air borstkanker. Of het ook gaat om een erfelijke vorm van borstkanker, is (nog) niet duidelijk. Het is immers nog niet bekend of een mutatie in een gen dat geassocieerd is met borstkanker, in deze familie een rol speelt. Wel is op grond van de familieanam-nese het risico voor Miranda op het krijgen van borstkanker verhoogd ten opzichte van het bevolkingsrisico, omdat er twee tweedegraads familieleden zijn (haar tante en grootmoeder via haar vader) die deze aandoening hebben of hebben gehad. Daar-naast is er nog één familielid met een minder duidelijke anamnese over kanker.*

*U vraagt Miranda naar de verdere familieanamnese en zij vertelt u dat haar familie in ieder geval een familie is waarin vaak kanker voorkomt. 'Een echte kankerfamilie', zegt ze. Er komt bij de kant van haar opa (vader van vader) ook prostaatkanker voor. Zij denkt verder dat haar oma van haar vaders kant aan longkanker overleed. Om een goed overzicht te krijgen wie welke soort kanker heeft in de familie van Miranda besluit u eerst een stamboom te tekenen.*

**Het nut van het stamboom tekenen**

Voordelen van het tekenen van een stamboom zijn divers. Het is gemak-kelijk om een goed overzicht te hebben van wie welke ziekte in een familie heeft gehad en op welke leeftijd. U legt zo de gegevens vast, opdat u op een later moment nog steeds een overzicht heeft. Verder blijkt uit de stam-boom of de ziekte mogelijk een patroon volgt. Dit patroon geeft weer of een ziekte van generatie op generatie wordt doorgegeven – of het bijvoorbeeld autosomaal dominant is – of dat het een ziekte is die zich slechts eenmalig in een generatie van een familie heeft voorgedaan. Een stamboom kan dit ook overzichtelijker maken voor de patiënt zelf. Of het hier om een erfelijke vorm van borstkanker gaat, is pas zeker als er een mutatie in één van de borstkankergenen (BRCA1 of BRCA2) is aangetoond.

Het registreren van de stamboom in het huisartseninformatiesysteem (HIS) is momenteel nog niet mogelijk. Er wordt wel aan gewerkt om dit op korte termijn te realiseren. Een mogelijkheid is om de stamboom op papier te zetten en deze te scannen en zo binnen het HIS op te slaan als binnengekomen brief met als onderwerp 'stamboom'.

Anamnestische gegevens over de familiegeschiedenis zijn uiteraard niet allemaal even betrouwbaar. De gegevens van oudere generaties zijn meestal minder zeker; ook ontbreekt dan vaak schriftelijke informatie.

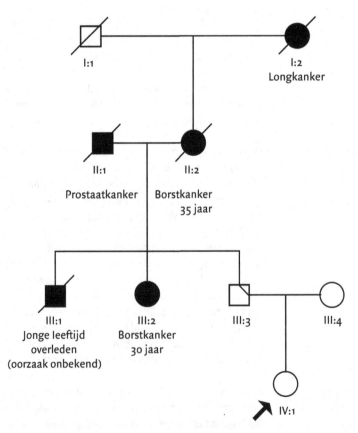

Figuur 5.1    Stamboom van de familie van Miranda Koolen
Miranda is de indexpatient en wordt aangegeven met een pijltje

**Vervolg casus Miranda**

U besluit de casus van Miranda telefonisch voor te leggen aan een klinisch geneticus van het dichtstbijzijnde universitair medisch centrum.

U heeft een aantal vragen. Hoe verloopt de erfelijkheid via de mannelijke lijn? Wat betekent dit voor Miranda, maar ook voor haar familieleden (vader, eventuele broers en zussen)?

En hebben de andere vormen van kanker in de familie van Miranda ook invloed op de kans kanker te ontwikkelen? U heeft wel eens over genetische penetrantie gehoord, heeft dat hier mee te maken?

De term 'genetische penetrantie' geeft aan in welke mate een afwijkend gen (het genotype), afhankelijk van het feit of een gen dominant of recessief overerft, doorwerkt in de klinische symptomen (ook wel fenotype) van de patiënt. Als er een genetische penetrantie bestaat van 80%, dan heeft 80% van alle mensen met het afwijkend dominant overervend gen het afwijkende fenotype. Waarschijnlijk hebben andere factoren (omgevingsfactoren en/of gen-geninteracties) invloed op het onvolledig penetreren van het genotype.

---

**BRCA-gen en borstkanker**

De aanwezigheid van een mutatie in het BRCA1- of BRCA2-gen is van invloed op het ontwikkelen van borstkanker. Een vrouw met een BRCA1- of BRCA2-mutatie heeft een kans van 60-80% om borstkanker te ontwikkelen. Het risico op het ontwikkelen van ovariumcarcinoom is 40-60% in het geval van een BRCA1-mutatie en 5-20% bij een BRCA2-mutatie.

Een mannelijke drager van een BRCA2-mutatie heeft het cumulatieve risico van 7% om voor het 70e levensjaar borstkanker en een licht verhoogd risico om prostaat- of pancreaskanker te ontwikkelen.

Het populatierisico op het ontwikkelen van borstkanker of ovariumkanker is respectievelijk 10% en 2% bij vrouwen en het risico op borstkanker minder dan 1% bij mannen. Bij een aangetoonde BRCA-mutatie liggen de risico's duidelijk hoger. Ook als er geen mutatie wordt aangetoond betekent een verdachte familieanamnese vaak toch een verhoogd risico. Er moeten meer genen bestaan die met borstkanker samenhangen; ze zijn echter nog niet allemaal geïdentificeerd.

Het verschil in de kans om borstkanker te ontwikkelen tussen mannen en vrouwen lijkt te berusten op hormonale verschillen. Daarnaast hebben mannen simpelweg nauwelijks borstweefsel. Het gen komt wel tot expressie bij mannen, dat wil zeggen dat het gen van invloed is op celdeling en differentiatie. Dit komt bijvoorbeeld tot ▶

> uiting in het feit dat mannen met de BRCA2-genmutatie een hogere kans hebben op het ontwikkelen van prostaatkanker. Mannen kunnen dus drager zijn van een mutatie in het BRCA1- of BRCA2-gen zonder klachten te hebben. Hun dochters hebben wel 50% kans om het gemuteerde gen geërfd te hebben en daarmee een sterk verhoogd risico op borst- en ovariumkanker.

**Consult met de klinisch geneticus**

Na overleg met de klinisch geneticus blijkt dat mannen wel degelijk de erfelijke vorm van borstkanker doorgeven aan hun kinderen en dat sommige mannen zelf ook borstkanker of andere vormen van kanker ontwikkelen. Het gaat immers om een autosomaal dominante aandoening. Dit betekent dat de ziekte via zowel de vader als de moeder kan worden overgedragen.

De klinisch geneticus geeft aan dat er voor Miranda een indicatie bestaat om doorverwezen te worden naar de afdeling Klinische genetica van het dichtstbijzijnde universitair medisch centrum. De reden hiervoor is dat zij twee tweedegraads familieleden met borstkanker op jonge leeftijd heeft. Het feit dat deze twee familieleden aan vaders kant zitten, is voor de indicatie niet van belang. U heeft geen idee of de overige gevallen van kanker in de familie van belang zijn, maar u gaat ervan uit dat met de gemaakte stamboom die u mee zult geven in de verwijsbrief, de klinisch geneticus dit wel zal uitzoeken.

Na een halfjaar krijgt u een brief van de afdeling Klinische genetica. Helaas werd bij de tante van Miranda een pathogene mutatie in het BRCA2-gen aangetoond. Miranda heeft zich laten testen op de aanwezigheid van deze familiaire mutatie en blijkt helaas ook draagster van deze mutatie.

**Vervolg casus Miranda**

*Miranda komt enkele maanden na het eindgesprek bij de klinisch geneticus weer bij u langs. Tijdens het consult blijkt dat Miranda veel last heeft van het nieuws dat zij een zeer grote kans heeft om borstkanker te ontwikkelen. Zij slaapt slecht omdat ze vaak piekert. Ook gaat het tussen haar en haar vriend niet meer zo goed. Ze vraagt zich namelijk af hoe ze nu verder moeten als zij straks kinderen zouden krijgen aan wie zij dan kanker heeft doorgegeven? Zij voelt zich bij voorbaat al schuldig als zij hieraan denkt. Haar vriend is niet zo'n prater, maar hij blijkt niet meer zo enthousiast om snel aan kinderen te beginnen.*

*Omdat u merkt dat het nieuws voor Miranda veel vragen oproept, hoopt u door middel van dit gesprek wat meer duidelijkheid te bieden en u besluit het gesprek te structureren.*

| | |
|---|---|
| **Structuur en inhoud gesprek** | Hoe denkt u structuur te bieden aan dit gesprek en wat bespreekt u met Miranda? Ten eerste inventariseert u de vragen van Miranda en wilt u nagaan wat zij inmiddels weet of heeft onthouden van haar gesprekken met de klinisch geneticus. Ten tweede bespreekt u wat de gevolgen zullen zijn voor de rest van de familie. Willen zij ook getest worden op de mutatie in het BRCA-gen of heeft zij dit nog niet besproken met haar familie? Als laatste bespreekt u wat de gevolgen zijn voor Miranda zelf: u denkt hierbij aan preventieve onderzoeken van de borsten en eierstokken. Maar ook wat dit nu betekent voor haar relatie, haar lichaamsbeleving en kinderwens. |

Bijna altijd krijgen patiënten van de klinisch geneticus ook een informatieve familiebrief mee. Met zo'n brief kunnen zij familieleden inlichten.

**Begeleiding van vrouwen met een BRCA-genmutatie**

Het is belangrijk op te merken dat vrouwen met een mutatie in het BRCA1- of BRCA2-gen niet enkel een uitslaggesprek krijgen bij de klinisch geneticus. Deze vrouwen worden aangemeld bij de zogenaamde poliklinieken voor familiaire tumoren. Hier vindt begeleiding plaats bij de keuzes die men moet maken: intensief screenen versus preventieve mastectomie en bilaterale salpingo-ovariëctomie. Maar zeker ook vindt er begeleiding plaats op het emotionele en maatschappelijke vlak met betrekking tot de gevolgen voor de eigen psychische gezondheid, relatie, kinderwens, werk en dergelijke.

*Vervolg casus Miranda*

*Na geruime tijd ziet u Miranda weer. Zij en haar vriend hebben intussen de ervaringen rond de BRCA-mutatie een plaats kunnen geven. Ze overweegt binnenkort te gaan trouwen en aan kinderen te beginnen. Zij vraagt zich echter af wat de kansen zijn voor haar en in de toekomst mogelijk haar kinderen (zowel voor dochters als zonen) om borstkanker te krijgen.*

**Risico bij dragerschap BCRA-genmutatie**

Ieder kind van Miranda heeft een kans van 50% om het gen mét de mutatie van haar te erven, en een kans van 50% om het andere gen zonder de mutatie te krijgen. Als een kind de aanleg heeft geërfd, hebben zijn of haar kinderen weer ieder 50% kans.

De gevolgen van deze mutatie zijn voor mannen en vrouwen wel verschillend. Dragerschap van de erfelijke vorm van borstkanker geeft een sterk verhoogd cumulatief risico van 60-80% bij vrouwen en van 7% bij mannen op hogere leeftijd (zie ook de NHG-standaard Diagnostiek van mammacarcinoom, www.borstkankervereniging.nl en www.brca.nl).

In Nederland wordt jaarlijks borstkanker gediagnosticeerd (incidentie) bij 12.000 vrouwen en 60 tot 83 mannen.

*Vervolg casus Miranda*

*U weet dat er een patiëntenvereniging is voor mensen met borstkanker. U besluit samen met Miranda nog tijdens het consult deze informatie op internet op te zoeken. U vindt de volgende website: www.borstkanker.nl. Daarnaast vindt u een verwijzing naar een website voor mensen die erfelijk belast zijn met borstkanker en genen die hiervoor verantwoordelijk zijn: www.brca.nl. De informatie wordt op beide websites goed en begrijpelijk uitgelegd.*

*U vraagt Miranda een lijstje te maken van alle vragen die zij heeft en u adviseert haar om op korte termijn een afspraak te maken bij de klinisch geneticus of klinisch genetisch consulent die werkzaam is bij de afdeling Klinische genetica. Ook kan zij hulp krijgen van de medisch-maatschappelijk werkende aldaar.*

---

**Preventieve screening op borstkanker buiten bevolkingsonderzoek om**

Sinds 1990 bestaat het bevolkingsonderzoek naar borstkanker. Dit onderzoek behelst een screening bij vrouwen tussen de 50 en 75 jaar. Vrouwen worden iedere twee jaar opgeroepen om een mammografie te laten verrichten.

Indien vrouwen weten dat zij een mutatie hebben in één van de BRCA-genen die een verhoogde kans geven op het ontwikkelen van borstkanker, of indien zij een positieve familieanamnese hebben voor borstkanker, komen zij in aanmerking voor hoogrisicoscreening buiten het bevolkingsonderzoek om. Het is zelfs zo dat andere familieleden in aanmerking komen voor verder presymptomatisch DNA-onderzoek na verwijzing naar de klinische genetica. Eerstegraads familieleden hebben namelijk 50% kans op dezelfde mutatie in het BRCA-gen.

Klinisch-genetische centra hebben een protocol voor niet-aangedane personen. Een arts en een psychosociaal medewerker steunen de patiënte en familie in kwestie bij het maken van de beslissing om wel of niet te laten testen. Indien gewenst vindt DNA-onderzoek plaats. Dit gebeurt meestal niet onder de 18 jaar. Als het kind 18 jaar of ouder is, kan het zelf een geïnformeerde keuze maken.

Voor mensen als Miranda die weten dat zij BRCA-positief zijn, bestaat de mogelijkheid om naast maandelijks zelfonderzoek van de borsten, halfjaarlijkse controles van borsten en eierstokken (lichamelijk onderzoek, echografie en mammografie) uit te laten voeren door de polikliniek erfelijke/familiaire tumoren met een multidisciplinair team in het dichtstbijzijnde universitair medisch centrum of kankerinstituut.

---

**Vervolg casus Miranda**

*Drie maanden later komt Miranda weer bij u langs. Zij vertelt u dat het goed met haar gaat. Zij is kort na het laatste consult bij u samen met haar vriend bij de genetisch consulent langsgegaan en die heeft alle vragen die u samen met Miranda had besproken met hen doorgenomen. Met haar relatie gaat het ook goed: zij hebben een trouwdatum voor volgend jaar vastgelegd.*

Verzekeringen en hypotheken?

Er kunnen problemen ontstaan bij het afsluiten van levens- en arbeids-ongeschiktheidsverzekeringen in verband met beroep of hypotheek bij aangetoond gendragerschap (www.weldergroep.nl). Er zijn afspraken gemaakt over het (beantwoorden van) vragen over erfelijkheid of ziekte in de familie. Bij een hypotheek geldt bijvoorbeeld een vragengrens van € 160.000: bij lagere levensverzekeringen mogen geen vragen over erfelijkheid of kanker in de familie worden gesteld. De afspraken zijn te vinden via de link: www.brca.nl.

De Borstkankervereniging Nederland adviseert verschillende offertes te vragen en diverse hypotheekvormen te overwegen. Verder adviseert de vereniging om te vragen het advies van de geneeskundig adviseur te mogen ontvangen voordat de verzekeraar dit ontvangt. Een aanvraag kan dan nog ingetrokken worden zonder dat daar een aantekening van wordt gemaakt bij de verzekering.

Vervolg casus Miranda

*Miranda denkt er over na om na het trouwen aan kinderen te beginnen en dan, wanneer haar gezin compleet is, preventief haar borsten en eierstokken te laten weghalen. U schrikt van deze laatste opmerking, want dit zijn ernstig mutile-rende ingrepen. U laat het nu voor wat het is; te zijner tijd kunt u met Miranda daarover uitgebreid van gedachten wisselen.*

---

**Preventieve mastectomie en ovariëctomie**

Draagsters van een mutatie in het BRCA-gen kunnen kiezen voor preventieve operatie: bilaterale mamma-amputatie en/of salpingo-ovariëctomie. Dit is geen gemakkelijke beslissing; vooral de seksua-liteitsbeleving en het zelfbeeld van de vrouw komen hierdoor onder druk te staan. Daarnaast komt een vrouw definitief in de overgang na het weghalen van de ovaria en zal haar mogelijke zwangerschapswens bij deze beslissing serieus in overweging genomen moeten worden. Over het algemeen wordt geadviseerd pas een ovariëctomie en/of een adnectomie te ondergaan als de zwangerschapswens is vervuld.

Nog een mogelijkheid is alleen een preventieve adnectomie te ondergaan. Dit vermindert niet alleen het risico op eierstokkanker, maar ook het risico op het ontwikkelen van mammacarcinoom met 50-70%. Wat precies ten grondslag ligt aan deze verminderde kans op borstkanker na het weghalen van de eierstokken is onbekend; mogelijk dat hormoongevoeligheid een rol speelt.

---

Prenatale diagnostiek

Voor mensen bekend met dragerschap van een mutatie in het BRCA1- of BRCA2-gen, is prenatale diagnostiek (PND) technisch mogelijk om na te gaan of het kindje de mutatie wel of niet heeft geërfd. Binnen de klinische genetica is discussie over de vraag of PND voor deze indicatie gerechtvaardigd is. PND voor BRCA1- of BRCA2-mutaties wordt niet vaak aangevraagd, maar het is denkbaar dat zo'n verzoek wordt ingewilligd. Daarnaast is het ook voor de huisarts van belang te weten dat pre-implantatie genetische diagnostiek technisch gezien ook mogelijk is. Hierover was in de zomer van 2008 in de landelijke politiek veel discussie. De Tweede Kamer heeft toen besloten dat er een landelijke ethische commissie moet komen om dergelijke aanvragen te beoordelen. Wanneer paren concreet vragen of pre-implantatie genetische diagnostiek in hun geval mogelijk zou zijn, is direct overleg met het universitair medisch centrum Maastricht aangewezen (dr. Gomez Garcia, oncogenetica).

## Literatuur

Bock GH de, Beusmans GHMI, Hinloopen RJ, Corsten MC, Salden NMA, Scheele ME, et al. NHG-standaard Diagnostiek van mammocarcinoom. Tweede herziening, 2008. Te raadplegen via http://nhg.artsennet.nl. kenniscentrum/k_richtlijnen.htm.

Devilee P, Tollenaar RA, Cornelisse CJ. Van gen naar ziekte: van BRCA1 of BRCA2 naar borstkanker. Ned Tijdschr Geneeskd 2000;144;2549-51.

Kwaliteitsinstituut voor de gezondheidszorg CBO. Richtlijn Erfelijke darmkanker, 2008.

Kwaliteitsinstituut voor de gezondheidszorg CBO. Richtlijn Screening en diagnostiek van het mammacarcinoom, 2007.

Leschot NJ, Willems DL. Probleemgeoriënteerd denken in de genetica, in klinisch en ethisch perspectief. Een praktijkboek voor de opleiding en de kliniek. Utrecht: de Tijdstroom, 2007.

Snelders SAM, Pieters T, Meijman FJ. Medische omgang met erfelijke aspecten van kanker in Nederland, 1900-1980. Ned Tijdschr Geneeskd 2007;151:712-5.

Vasen, HFA, Bröcker-Vriends AHJT, Menko FH. Erfelijke tumoren: richtlijnen voor diagnostiek en preventie, 2005. Te raadplegen via http://www.stoet.nl/uploads/richtlijnenboekje/pfd.

## Websites

www.borstkanker.nl
www.brca.nl
www.erfelijkheid.nl
www.familialcancerdatabase.nl
www.oncoline.nl
www.stoet.nl (Erfelijke tumoren:richtlijnen voor diagnostiek en preventie, 2005)

# 6     Kattenogen in de familie

## Een zeldzame ziekte

**Casus Myrthe**

*Peter en Janneke Drost (beiden 30 jaar oud) komen bij u op het spreekuur en hebben een lange afspraak gepland voor hun dochtertje Myrthe van 3 maanden oud. Myrthe lijkt op het eerste gezicht een gezond meisje dat vrolijk bij haar moeder op schoot zit, dus u vraagt zich af waar u het gezin mee kunt helpen. Peter en Janneke zitten even zenuwachtig op hun stoel en dan begint Janneke te huilen. Ze maakt zich zorgen. Bij Peter is in zijn jeugd één oog verwijderd. Peter weet niet precies wat de reden daarvoor was. De arts noemde zijn aandoening destijds 'kattenogen', vanwege de verkleuring van de pupil. Het blijft voor Peter en Janneke een onbekende en daarmee enge ziekte en zij weten niet wat zij moeten verwachten van de toekomst van de gezondheid van Myrthe.*

*U vertelt Peter en Janneke dat u begrijpt dat zij zich zorgen maken. Dit lijkt een ernstige aandoening te zijn. Dit is echter ook een ziekte die u nog niet eerder bent tegengekomen in de praktijk.*

**Een 'zeldzame ziekte'**

Een zeldzame aandoening is een aandoening die bij minder dan één op de 2000 mensen voorkomt. Er zijn echter 5000 tot 8000 verschillende zeldzame ziekten. Als huisarts zult u vanwege de zeer lage prevalentie van zeldzaam voorkomende aandoeningen niet snel met een dergelijke aandoening in contact komen. Deze ziekten kunnen soms chronisch en levensbedreigend zijn. Patiënten met een zeldzame ziekte zitten vaak met veel vragen. Het gaat dan niet alleen om de oorzaak, het beloop en de behandeling van de ziekte, maar ook om de psychosociale aspecten. Naast het *herkennen* van een dergelijke ziekte is het dus voor patiënten en hun familie van belang dat de ziekte ook door u als arts *erkend* wordt.

Er zijn in het verleden schattingen gemaakt in welke mate zeldzame ziekten een erfelijke oorzaak hebben. Men denkt dat dit ongeveer 80% zou kunnen zijn. Van sommige is bekend welke erfelijke eigenschappen eraan ten grondslag liggen, van andere niet. Sommige aandoeningen hebben een multifactoriële oorzaak, wat het ophelderen van de oorzaak ervan gecompliceerd kan maken.

De meest voorkomende groepen zeldzame aandoeningen zijn immunologische, neurologische, gastro-intestinale en oncologische aandoeningen, en aangeboren afwijkingen.

**Omgaan met zeldzame aandoeningen**

Een patiënt of familie met een zeldzame ziekte kan zich niet begrepen voelen. Soms gaat het om hele families die in gesprekken letterlijk zeggen 'onbegrepen en eenzaam in de samenleving te staan'. Ook artsen begrijpen vaak niet wat er aan de hand is, laat staan dat bekend is wat het mogelijke beloop zou kunnen zijn of wat de behandeling is. Als huisarts is het vooral belangrijk begrip te tonen voor dit onbegrip en aandacht te hebben voor de psychosociale kant van de zeldzame ziekte.

**Welke oogziekte is hier aan de orde?**

Peters oogziekte doet denken aan een retinoblastoom, een familiaire vorm van tumoren in het oog waar mensen aan kunnen overlijden (figuur 6.1).

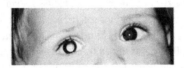

Figuur 6.1     Witte pupil door retinoblastoom
Foto: dr. A.C. Moll, oogarts, VU medisch centrum

---

**Retinoblastoom**

Retinoblastoom is de meest voorkomende maligne intraoculaire tumor bij kinderen. De frequentie is 1:17.000 levend geboren kinderen per jaar: dat betekent in Nederland ongeveer 12 tot 15 nieuwe retinoblastoompatiënten per jaar. De diagnose wordt meestal voor het vijfde levensjaar gesteld: de gemiddelde leeftijd van diagnose is ongeveer 1,5 jaar. Meestal presenteert de patiënt zich met een witte pupil, ook wel 'kattenoog' genoemd; soms is een rood oog, strabismus of een verminderde visus het eerste symptoom. Zestig procent van de patiënten heeft een niet-erfelijke vorm van retinoblastoom, waarbij altijd slechts één oog is aangedaan. In de overige 40% van de gevallen is retinoblastoom erfelijk (1 of 2 ogen aangedaan), waarbij er een kiembaanmutatie in het RB1-gen is. Dit kan zowel familiair, als niet-familiair zijn. In dit laatste geval gaat het om een nieuwe mutatie.

Patiënten met erfelijk retinoblastoom hebben in alle lichaamscellen een mutatie (kiembaanmutatie) in het retinoblastoom- of RB1-gen. Het is bekend dat, als gevolg hiervan, de patiënten een verhoogd risico hebben op het ontwikkelen van tweede primaire tumoren, met name (osteo)sarcomen, melanomen en op oudere leeftijd (> 40 jaar) epifysetumoren (pinealoom) en epitheliale tumoren waaronder blaas- en longkanker.

Het gendefect verantwoordelijk voor erfelijk retinoblastoom, een mutatie in het RB1-gen, erft autosomaal dominant over. Indien een van beide ouders deze vorm van retinoblastoom heeft, is er dus een kans van 50% dat een kind de aanleg erft.

Indien retinoblastoom op tijd wordt gediagnosticeerd en behandeld, is de kans op succes van de behandeling erg groot: 90% van alle patiënten zal na 5 jaar nog leven. Behandeling kan bestaan uit laseren, bevriezen, uitwendige bestraling, chemotherapie. Vaak moet echter het oog compleet verwijderd worden (enucleatie). Bij (een hoog risico op) metastasering wordt chemotherapie gegeven.

Kinderen met een familiair verhoogde kans op retinoblastoom zullen frequent moeten worden gecontroleerd. Dit gebeurt dan vanaf 1 of 2 weken na de geboorte. Vanaf 3 maanden tot 4 jaar vindt regelmatig funduscopie plaats onder narcose. Deze manier van frequente controle heeft een enorme impact op een gezin en het onderzochte kind. Bij verdenking op retinoblastoom wordt behalve funduscopie ook echoscopie van de ogen en MRI van de ogen en hersenen verricht. Er vindt altijd genetisch onderzoek plaats om te zien of er sprake is van een erfelijke vorm en de klinisch geneticus komt in consult. Daarnaast maakt de kinderoncoloog deel uit van het retinoblastoomteam.

Voor nadere informatie kan verwezen worden naar de oogartsen van het VUmc in Amsterdam, waar het landelijke expertisecentrum gevestigd is. Op oudere leeftijd moeten mensen met erfelijk retinoblastoom jaarlijks gecontroleerd worden door een oogarts en oncoloog.

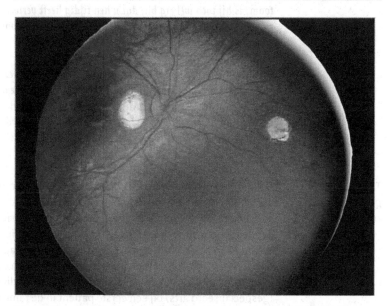

Figuur 6.2    Fundusfoto. Gelaserde tumortjes, gevonden bij familiaire screening op retinoblastoom
Foto: dr. A.C. Moll, oogarts, VU medisch centrum

Consult
bij oogarts
universitair
medisch centrum

U besluit na het gesprek met de familie Drost te overleggen met de oogarts in het dichtstbijzijnde universitair medisch centrum. Ook wilt u graag
wat meer informatie opzoeken over de 'kattenogen'. U spreekt af dat u de
familie Drost de volgende dag zult terugbellen.

Na het spreekuur kijkt u eerst op internet wat u kunt vinden over de
zogenaamde 'kattenogen'. U leest dat retinoblastoom inderdaad erfelijk
kan zijn, dus Myrthe loopt risico. Daarna belt u met de oogarts; die adviseert u het kind zo snel mogelijk naar de oogarts en daarnaast naar de
polikliniek Klinische genetica van het VUmc in Amsterdam te verwijzen.
Bij de afdeling Oogheelkunde op het VUmc vindt familiaire screening op
retinoblastoom plaats. Mutatieonderzoek kan via de Klinische genetica
worden uitgevoerd. Als de familie in de toekomst aan gezinsuitbreiding
zou kunnen denken, kunnen de mogelijke gevolgen voor toekomstige
kinderen ook in het gesprek met de klinisch geneticus worden besproken.

Een tijdje later krijgt u een brief van de afdeling klinische genetica.
Myrthe Drost blijkt op basis van de familieanamnese inderdaad een verhoogde kans te hebben op het ontwikkelen van retinoblastoom. Er is een
mutatie in het RB1-gen aangetoond. Ook de ouders hebben een brief ontvangen. Myrthe komt nu regelmatig voor controles bij de oogarts.

Vervolg casus
Myrthe

*De week erna ziet u Peter Drost op het spreekuur. Ondanks de schrik dat Myr-
the inderdaad een verhoogde kans heeft op het ontwikkelen van retinoblastoom, is hij toch wel erg blij dat u hen tijdig heeft verwezen naar de oogarts
en klinisch geneticus. Ook hij wordt nu gecontroleerd door de oogarts en
oncoloog.*

*Op de eerstvolgende hagro-vergadering vertelt u over het gezin Drost met retino-
blastoom in de familie. Uw collega vertelt dat er vanuit de afdeling Klinische
genetica van het Universitair Medisch Centrum Utrecht een genetisch consulente
werkzaam is in een groepspraktijk in de eerste lijn. Zo wordt overleg tussen huisartsen en klinisch-genetici gefaciliteerd.*

Taak van een
genetisch
consulent

De taak van de genetisch consulent is het doorspreken van de erfelijke
aspecten van de ziekte met familie en patiënten. Medische aspecten pas-
seren de revue, maar ook angsten, onzekerheden, risico's op toekomstige
aandoeningen en sociale gevolgen. Mocht een familie of patiënt behoefte
hebben aan verder onderzoek, dan wordt de wijze waarop dit plaatsvindt
ook verder besproken. Momenteel worden genetisch consulenten vooral
ingezet in families met erfelijke tumoren, nadat de klinisch geneticus
(gespecialiseerd arts) bij een eerste patiënt in de familie het ziektebeeld

in kaart heeft gebracht. Net als de *physician assistant* is het een relatief nieuwe beroepsgroep die mogelijk nieuwe taken in de gezondheidszorg zal gaan krijgen.

**Emotionele aspecten bij erfelijke ziekten**

Zeldzame ziekten zijn vaak beangstigend voor de patiënt en zijn familie. Er is meestal weinig bekend over deze ziekten en dit maakt dat er vaak geen controle gevoeld wordt over de ziekte. Zo geven patiëntenverenigingen aan dat lichamelijke klachten door patiënten al snel in verband worden gebracht met de zeldzame ziekte, terwijl dit meestal niet het geval is.

Uit onderzoek bij mensen met een zeldzame chronische aandoening die ouder zijn dan 15 jaar is gebleken dat slechts 32% van hen dacht dat erfelijkheid een oorzakelijke factor was, terwijl erfelijkheid in 80% van de gevallen een rol speelde. Naast erfelijkheid werd gedacht dat pech (60%) of een verminderde weerstand (37%) ook oorzaken konden zijn.

Het lijkt erop dat mensen zich erg hulpeloos voelen bij het beleven van hun ziekte. Mensen met een zeldzame ziekte ervaren een lagere kwaliteit van leven en hebben vaak problemen in de persoonlijke sfeer (seksualiteit, relaties, financiën); ook zijn ze vaker depressief. Naarmate er meer bekend is over een ziekte rapporteren patiënten een hogere kwaliteit van leven.

**Ondersteuning door de huisarts van patiënten en hun familie bij een zeldzame ziekte**

Men heeft in eerder onderzoek gevraagd aan patiënten met zeldzame aandoeningen hoe zij vonden dat huisartsen met hun ziekte omgingen. In het bijzonder vrouwen met gastro-intestinale en oncologische aandoeningen waren minder tevreden over de behandeling door hun huisarts. Zij gaven aan dat de huisarts in de beginfase van hun klachten te laat had doorverwezen en de klachten vaak als psychisch had bestempeld. Patiëntenorganisaties hebben in het verleden dan ook geadviseerd bij ongeruste ouders van kinderen met zeldzame aandoeningen eerder te verwijzen. Het blijft echter moeilijk in de diagnostische fase tijdig te verwijzen als nog niet duidelijk is dat het om een zeldzame ziekte gaat. Meer nog dan bij bekende, vaak voorkomende ziektebeelden is het bij zeldzame ziekten van belang de patiënt en zijn familie serieus te nemen. Bij twijfel of vragen is het verstandig te overleggen of door te verwijzen.

Als laatste gaven patiënten aan dat huisartsen te weinig wisten van de zeldzame aandoeningen. Huisartsen kunnen niet van alles op de hoogte zijn. Wel is het goed te weten dat er een aantal websites is waarop veel informatie snel te vinden is. Ook zijn er voor veel aandoeningen patiëntenverenigingen opgericht, waar patiënten zich beter gesteund kunnen voelen en ervaringen kunnen uitwisselen. Voorbeelden hiervan zijn te vinden op www.vsop.nl en www.erfocentrum.nl.

## Literatuur

Hennepe, L te. Zeldzame aandoeningen vragen om gestructureerde zorg - Bij kinderen met een zeldzame aandoening duurt het vaak geruime tijd voordat de juiste diagnose wordt gesteld. Onrust bij ouders zou vaker aanleiding moeten zijn te verwijzen of collega's te consulteren. Tijdschrift voor Huisartsgeneeskunde 1999;16:374-6.

Imhof SM, Moll AC, Schouten-van Meeteren AYN. Intraoculair retinoblastoom: nieuwe behandelingsmogelijkheden. Ned Tijdschr Geneeskd 2001;145:2165-70.

Lingsma T. Inschakeling genetisch consulent in de huisartsenpraktijk: 'Huisartsen leren genetisch te denken'. Huisarts Wet 2005;48:50-1.

Luyten GPM, Imhof SM, Moll AC. Tumoren in de oog. In: Stilma JS, Voorn TB. Oogheelkunde. Praktische huisartsgeneeskunde. 2e herziene druk. Houten: Bohn Stafleu van Loghum, 2008. pp. 307-316.

Moll AC, Imhof SM, Schouten-van Meeteren AYN, Leeuwen FE van, Giaccone G. Tweede primaire tumoren bij patiënten met erfelijk retinoblastoom. Ned Tijdschr Oncologie 2006;4:144-51.

Smit ESBTM. Patiëntje met dubbelzijdig retinoblastoom. Huisarts Wet 2003;46:450-1.

## Websites

www.retinoblastoom.nl
www.nivel.nl/pdf/zeldzame-aandoeningen.pdf
www.erfocentrum.nl
www.vsop.nl
www.retinoblastoom.nl
www.erfelijkheid.nl

# Puber met overgewicht en een moeder met diabetes, een verhoogde kans op diabetes?

## Complexe aandoeningen: gen en omgeving

**Casus Erik**

*Erik Jansen, 16 jaar, komt bij u op het spreekuur. Hij vertelt u dat hij de laatste maanden zo moe is en tijdens gymles niet goed kan meekomen: 'Ik schaam me ervoor dat ik niet even hard kan meerennen als de andere jongens omdat ik zo dik ben.'*

*Erik is een gezonde jongen, maar heeft een BMI van 30 kg/m² (gewicht 82 kg bij een lengte van 1,65 m). Hij rookt niet en drinkt nauwelijks alcohol. Helaas heeft hij zich nooit geïnteresseerd voor sporten; aan lichaamsbeweging doet hij niet of nauwelijks. Zijn moeder is bij u bekend met obesitas (BMI 35 kg/m² ). Twee jaar geleden is bij haar diabetes mellitus type 2 gediagnosticeerd. Dit is met orale medicatie goed onder controle. Pogingen om haar naar de diëtiste te sturen en zo af te laten vallen zijn niet gelukt.*

**Etiologie van diabetes**

Diabetes mellitus is een ziekte waarbij de glucosewaarden in het bloed te hoog zijn en het lichaam onvoldoende reageert op insuline (bij diabetes type 2), of de insulineproductie tekortschiet (bij diabetes type 1). De aandoening leidt tot een verhoogde mortaliteit en morbiditeit, voornamelijk door de cardiovasculaire gevolgen.

Obesitas, dyslipidemie, hyperglykemie en hypertensie zijn alle klinische symptomen die het metabool syndroom (ook wel syndroom X genoemd) karakteriseren. Al deze kenmerken zijn ook risicofactoren voor het ontwikkelen van diabetes mellitus type 2 en cardiovasculaire aandoeningen.

Diabetes mellitus lijkt zich als een pandemie uit te breiden over de hele wereld en heeft naast medische ook grote economische gevolgen. Zo is duidelijk geworden dat de nu geboren kinderen in het zuiden van de Verenigde Staten gemiddeld een lagere levensverwachting hebben dan hun ouders als gevolg van de diabetesepidemie. De laatste decennia is er uitgebreid onderzoek gedaan naar de etiologie van diabetes mellitus, zowel naar de genetische factoren als de leefstijlfactoren. Het vinden van de oorzaken of het nader in kaart brengen van de etiologie zal, naar men verwacht, invloed gaan hebben op preventie en behandeling.

De etiologie van diabetes is complex: soms speelt één gen een heel belangrijke rol, maar meestal spelen meerdere genen en leefstijlfactoren een rol. Een combinatie van meerdere genen en omgevingsfactoren is kenmerkend voor een multifactoriële etiologie. In dit hoofdstuk wordt er verder op ingegaan wat multifactorieel betekent. Als huisarts komt u regelmatig complexe en/of multifactoriële aandoeningen tegen, bijvoorbeeld epilepsie, diabetes mellitus, scoliose, eczeem, psoriasis, melanoom, obesitas, astma, dementie, depressie, cardiovasculaire aandoeningen, colorectaal carcinoom, borstcarcinoom en longcarcinoom.

Multifactoriële aandoeningen worden veroorzaakt door een samenspel van omgevingsfactoren, psychosociale factoren, genetische factoren en voorgeschiedenis (medische en familiaire voorgeschiedenis). In figuur 7.1 wordt dit verduidelijkt.

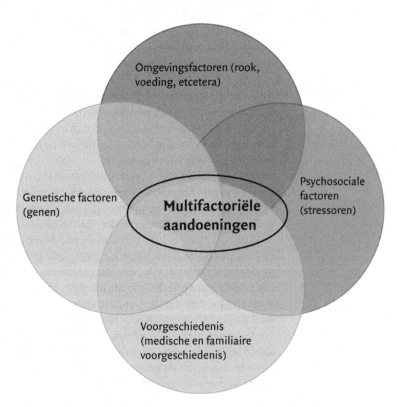

Figuur 7.1    Multifactoriële aandoeningen: een complex samenspel van factoren

Waarschijnlijk heeft u in verband met genetica de term *genomics* wel eens horen vallen. Genomics is de studie van alle genen in het genoom (het complete erfelijkheidsmateriaal), hun functies en interacties, inclusief de interacties met de omgevingsfactoren. Genomics gaat dus onder andere over het begrijpen van de oorzaak van multifactoriële aandoeningen. In de laatste decennia is veel genetisch en genomicsonderzoek naar de etiologie van diabetes gedaan. Er zijn enkele genen ontdekt die een grote invloed hebben bij het ontstaan van diabetes en diverse genen die een kleine etiologische bijdrage leveren.

**Vervolg casus Erik**

*Erik heeft een BMI van 30 kg/m² en een moeder met diabetes mellitus en obesitas. Dit geeft hem een verhoogde kans op het ontwikkelen van diabetes mellitus.*

*Bij Erik is het extra van belang om hem te adviseren om meer te gaan bewegen, gezonder te eten en af te vallen. Daarnaast doet u ook laboratoriumonderzoek en volgt hierbij de NHG-standaarden Diabetes mellitus type 2 en Cardiovasculair risicomanagement.*

*Drie maanden later komt Erik Jansen terug op het spreekuur. Gelukkig blijkt hij uw advies te hebben opgevolgd om meer te gaan bewegen en pakt hij nu iedere dag de fiets naar school. Daarnaast probeert hij regelmatiger en gezonder te eten. Hij merkt in ieder geval dat hij beter kan meekomen tijdens de gymles en is een stuk minder moe. Uit het laboratoriumonderzoek bleken geen bijzonderheden.*

*Erik is 2 kilo afgevallen. Nog niet voldoende, maar u bent tevreden over zijn getoonde gedragsveranderingen en besluit hem over drie maanden terug te zien en dan weer te kijken wat zijn gewicht is en of hij zich aan uw adviezen heeft gehouden. Erik is ook tevreden. Hij is blij dat hij begrijpt dat hij zelf iets kan doen aan zijn overgewicht en zo controle heeft over hoe hij zich voelt en zodoende over zijn gezondheid.*

**Diabetes mellitus subtypen**

Volgens de indeling van diabetes die we meestal hanteren, is het relevant onderscheid te maken tussen diabetes type 1 en 2. Type 1 begint vaak op jonge leeftijd en leidt tot insulineafhankelijkheid; type 2 begint over het algemeen op oudere leeftijd en reageert vaak goed op orale antidiabetica. Genetisch onderzoek heeft geleid tot de identificatie van een aantal zeldzame subtypen. Het is wel relevant deze te herkennen, omdat het klinisch beleid soms anders is, het herhalingsrisico in de familie groter en er bijkomende symptomen kunnen zijn.

**Casus Annet**

*Annet komt uit een familie waarin veel diabetes voorkomt. Haar moeder, tante en broer hebben diabetes. Bij haar is kortgeleden op 22-jarige leeftijd ook deze diagnose gesteld. Zij is een jongedame die veel beweegt met een normaal postuur.*

U ontvangt een brief van haar internist, die een DNA-onderzoek heeft aangevraagd waaruit blijkt dat zij een MODY-type-3-diabetes heeft (maturity onset
diabetes of the young). Ze gebruikt sulfonylureumderivaten, en heeft daarmee
stabiele glucosewaarden. Het nieuws dat de aandoening genetisch is, heeft de
familie erg getroffen. Had Annet iets kunnen doen om te voorkomen dat zij ook
diabetes kreeg?

MODY-type-3-diabetes erft autosomaal dominant over. De a-priorikans dat
Annet de aanleg van haar moeder heeft geërfd, is 50%. Net als bij diabetes type
2 kan bewegen en je BMI in de normale spreiding houden, wellicht bijdragen
aan preventie of het uitstellen van de symptomen. Ook leest u dat patiënten met
MODY-type-3 na enkele jaren vaak wel afhankelijk van insuline worden. Het is
belangrijk daarop alert te zijn. U kunt Annet dus uitleggen dat zij er niets aan
kan doen dat zij dit type diabetes heeft gekregen. Wel blijft het belangrijk dat zij
blijft bewegen en gezond blijft eten, om daarmee in ieder geval haar leefstijl als
bijdragende risicofactor op cardiovasculaire complicaties te optimaliseren.

**Genetische risicofactoren: hoog of laag risico?**

Wat betreft de genetische factoren die mogelijk bijdragen aan het ontstaan van de verschillende typen diabetes is er de afgelopen jaren veel
onderzoek gedaan. Een aantal zeldzame vormen blijken door een mutatie
in één gen veroorzaakt te zijn, zoals MODY-type-3. Deze monogene subtypen gaan gepaard met een hoog herhalingsrisico in de familie.

Tabel 7.1   Verschillende vormen van maturity onset diabetes of the young

| MODYtype | MODY1 | MODY2 | MODY3 | MODY4 | MODY5 | MODY6 |
|---|---|---|---|---|---|---|
| Genlocus | 20q | 7p | 12q | 13q | 17q | 2q32 |
| Gennaam | HNF4A (TCF14) | GCK | TCF1 (HNF1α) | IPF-1 | TCF2 (HNF1β) | NEUROD1 |
| Jaar ontdekking | 1996 | 1992 | 1996 | 1997 | 1997 | 1999 |
| Ernst diabetes, voorkomen | Ernstig, zeldzaam | Mild, 10-65% | Ernstig, 20-75% | Mild, zeldzaam | Mild, zeldzaam | Mild, zeer zeldzaam |
| Complicaties | Zeer vaak | Zeldzaam | Zeer vaak | Zeldzaam | Nierziekten | Onbekend |
| Levensfase van ontdekken | Vaak pas na puberteit ontdekt | Jeugd of tijdens zwanger-schap | Vaak pas na puberteit ontdekt | Jeugd | Jeugd | Jeugd |

Uit *genome wide association studies* (GWAS) zijn een aantal genen bekend geworden die bijdragen aan het ontstaan van diabetes mellitus type 2. Deze *susceptibility genes* leiden tot een kleine risicoverhoging op diabetes. Voor ziekten als diabetes en hart- en vaatziekten kan het betrekken van familiea- namnese en 'susceptibility-genen' bij risicostratificatie en preventie op popu- latieniveau op termijn mogelijk grote gevolgen hebben, aangezien voor de gemiddelde Nederlander het life-time absolute risico op het ontwikkelen van diabetes al circa 14% is, en er nog weinig effectieve preventiestrategieën zijn.

---

### Genome wide association studies (GWAS)

In recente jaren werd het mogelijk genoombrede associatiestudies (*genome wide association studies*, GWAS) uit te voeren bij grote aantal- len patiënten met diabetes mellitus type 2. Met deze methode werden voorspoedige resultaten geboekt en werd in korte tijd een groot aan- tal associaties tussen varianten van genen en diabetesrisico gerappor- teerd. Enkele van deze associaties zijn bevestigd in meerdere popula- ties, de meeste nog niet. Deze sterkte van de associatie wordt meestal uitgedrukt als oddsratio (OR).

Doordat bij GWAS vaak heel grote groepen patiënten geïncludeerd worden, kunnen verbanden statistisch significant blijken (p < $10^{-7}$), terwijl de OR nauwelijks verhoogd is.

In de multifactoriële etiologie van diabetes mellitus type 2 spelen genen met een lage OR een beperkte rol, en moeten dus ook andere factoren (overgewicht, weinig lichamelijke activiteit, andere genen) erbij betrokken zijn. Mogelijk is er ook sprake van een interactie tus- sen genen (gen-geninteracties) en tussen genen en omgevingsfacto- ren (gen-omgevingsinteracties).

Een van de genen met een relatief hoge OR (het gen TCF7L2) heeft bij diabetes mellitus type 2, in heterozygote vorm, een OR van 1,4. In plaats van een populatierisico van 14% zou iemand met een ongun- stige variant van TCF7L2 zo'n 19% risico hebben om in de loop van het leven diabetes mellitus type 2 te ontwikkelen. Dit leidt momenteel niet tot een ander preventiebeleid. Soms is een dergelijke associatie dus nauwelijks van klinisch nut, maar deze kan wel tot nieuwe biologische verklaringen leiden of mogelijk zelfs tot nieuwe therapie. Dat laatste is echter verre toekomstmuziek.

### Ander oorzakelijk mechanisme

Bij diabetes mellitus type 2 zijn nu meer dan 11 laagrisicogenen bekend die een verhoogde kans op diabetes geven. Door de ▶

> hypothesevrije benadering van genome wide association studies zijn
> ook genen gevonden die een rol hebben in een ander *pathway* dan
> waar tot enkele jaren geleden aan werd gedacht. Tot voor kort werd
> vooral naar genen gezocht die betrokken zijn bij insulineresistentie.
> De nieuw gevonden genen beïnvloeden pancreasbètacelontwikkeling
> of -functie, andere moduleren glucosegevoeligheid. Weer een ander
> gen beïnvloedt insulinegevoeligheid ofwel direct via insulinefeed-
> backsignalen of indirect via lichaamsgewicht of lichaamsvetverdeling.
> Voor type-2-diabetes zijn de vaker gevonden genmutaties van invloed
> op het disfunctioneren van de bètacel via de tussenkomst van insuline
> of via een ander mechanisme.
>
> **DNA test naar 'susceptibility-genen' voegt momenteel nog
> niets toe**
> Mogelijk wordt het op den duur mogelijk op basis van DNA-testen het
> risico op diabetes beter te voorspellen. Op dit moment zijn de klas-
> sieke risicofactoren echter van groter klinisch nut (leeftijd, BMI, mid-
> delomvang, familieanamnese). Dit geldt eigenlijk voor alle bovenge-
> noemde multifactoriële aandoeningen. Er wordt zodoende vooralsnog
> geen gericht klinisch genetisch onderzoek naar susceptibility-genen
> bij patiënten gedaan die een verhoogd risico hebben. Een duidelijke
> meerwaarde heeft dit onderzoek namelijk nog niet.

**Etnische afkomst
als risicofactor**

Naast familieanamnese, die een rol speelde bij de eerste twee casus,
wordt bij screening op diabetes in toenemende mate rekening gehouden
met etniciteit. Bij Nederlanders van Surinaamse, Marokkaanse, Antil-
liaanse en Turkse afkomst blijkt type-2-diabetes 2-4 keer zo vaak voor te
komen. Bij Hindoestanen is dit contrast nog groter en blijkt de prevalentie zelfs 25,9% in de leeftijdsgroep 35-60 jaar.

Niet alleen is de prevalentie van type-2-diabetes onder allochtonen in
Nederland hoog, bij allochtonen worden ook vaak op jongere leeftijd verder gevorderde en ernstiger complicaties gediagnosticeerd. In landelijke
afspraken over screenen op diabetes wordt dus steeds vaker rekening
gehouden met etnische afkomst.

Een verhoogd risico op type-2-diabetes op basis van etnische afkomst
kan zowel genetische als omgevingsfactoren reflecteren. De hiervoor ver-
antwoordelijke genen zijn niet bekend. De NHG-standaard Diabetes mellitus type 2 (2006, tweede herziening) adviseert om Surinaamse, Marokkaanse en Turkse mensen vanaf 45-jarige leeftijd te screenen en Hindoestanen
(voor een groot deel afkomstig uit Suriname) al vanaf 35-jarige leeftijd.

Familieanamnese als preventieve zoekmethode (screeningstool)

Momenteel wordt er veel onderzoek gedaan naar het doen van een familieanamnese en het meenemen van etniciteit bij screening voor risico op diabetes mellitus (vooral type 2) en cardiovasculaire aandoeningen. Of leefstijlinterventies in dergelijke hoogrisicosituaties even effectief of effectiever zijn dan bij een populatiebenadering is onderwerp van onderzoek.

Bij type-2-diabetes is een grote rol voor een familiaire oorzaak weggelegd, zoals duidelijk wordt uit tabel 7.2.

Voorstadia van diabetes; een gestoorde glucosetolerantie

Diabetes mellitus type 2 wordt vaak voorafgegaan door een langdurige preklinische fase van 10 tot 12 jaar. In deze periode kan er toch al microvasculaire schade optreden. Veel onderzoek wordt gericht op de vraag hoe deze schade te voorkomen in de voorstadia van diabetes. Deze preklinische fase wordt 'prediabetesstadium' genoemd. Er zijn dan wel verhoogde glucosewaarden, maar deze zijn niet hoog genoeg om van diabetes te kunnen spreken. Ongeveer 30% van de Nederlandse bevolking van 60 jaar en ouder heeft prediabetes (www.rivm.nl).

*Casus mevrouw Alberts*

*Op uw spreekuur komt mevrouw Alberts. Ze heeft een uitdraai meegenomen van haar cardiovasculair genetisch risicoprofiel, dat ze via een Amerikaanse internetsite gekocht heeft voor enkele honderden dollars. Er staat een hele rij risico's op; sommige zijn licht verlaagd, andere iets verhoogd. Haar diabetesrisico blijkt verhoogd te zijn. Volgens de uitdraai moet ze veel bewegen, gezond eten, en proberen haar BMI tussen 20 en 25 kg/m² te houden. Ze vraagt u om advies.*

DNA-zelftesten op genetische gevoeligheid

Na de snelle ontdekking van genvarianten die geassocieerd zijn met diabetes, hebben een aantal bedrijven DNA-testen op de markt gebracht. Zonder tussenkomst van artsen of experts op het gebied van diabetes

Tabel 7.2 Kans op diabetes type 2 in procenten (life time absolute risico)

| Gemiddelde Nederlander | 14 |
|---|---|
| Als broer of zus diabetes heeft | 15-25 |
| Als vader of moeder het heeft | 38 |
| Als beide ouders diabetes hebben | 60 |
| Bij twee-eiige tweelingen | 17-20 |
| Bij eeneiige tweelingen | 35-58 |

Bron: Stumvoll et al 2005

kan de consument via online *personal genome services direct-to-consumer* genetische testen aanvragen, onder andere op het gebied van diabetes. Hoewel de beroepsgroep van genetici zich hier veel zorgen over maakt, valt er momenteel juridisch weinig tegen te doen. Voorbeelden van deze bedrijven zijn DNADirect, 23andMe en deCODE, die bijvoorbeeld een test op het gen TCF7L2, dat betrokken is bij diabetes type 2, aanbieden. Deze bedrijven testen soms meerdere genvarianten waarvan zij menen dat deze bij vaak voorkomende ziekten gevonden worden. Het aanbieden van dergelijke testen is controversieel: de praktijk loopt hierbij vooruit op de theorie.

In Nederland is de verkoop van DNA-testen die kennis kunnen opleveren over een groot risico op een ernstige ziekte aan strenge regelgeving onderworpen. Richtlijnen noemen klinisch nut als criterium om testen überhaupt aan te bieden. Buitenlandse bedrijven houden zich echter niet allemaal aan deze richtlijnen. De zorgen over het commerciële testaanbod betreffen de analytische en klinische validiteit van de testresultaten (Meet de test wel wat hij moet meten?), de begeleiding of juist het ontbreken hiervan, maar vooral ook het feit dat de testen die verkocht worden nauwelijks klinisch nut hebben (Is de test bruikbaar in de dagelijkse praktijk om gezondheidswinst te bereiken?).

Een van de kritiekpunten is verder dat veel genvarianten die met diabetes geassocieerd zijn, in slechts één populatie zijn onderzocht. Zonder replicatie in andere populaties is de wetenschappelijke onderbouwing nog niet voldoende. Daarnaast wordt bij iemand die zich laat testen soms slechts naar één factor, namelijk genetische aanleg, gekeken en worden de overige oorzakelijke factoren (bijvoorbeeld leeftijd, BMI) niet nader onderzocht. Bij een voornamelijk multifactoriële aandoening als diabetes is dit wel gewenst. In de derde plaats zijn de testeigenschappen, zoals de positief voorspellende waarde van de test, laag of nog niet bekend. Ten slotte zijn er geen bruikbare, effectief bewezen interventies die aan de uitslag gekoppeld kunnen worden.

Hierdoor is het volstrekt onduidelijk wat de patiënt en zijn arts met een dergelijke testuitslag kunnen. Zolang de klinische utiliteit van deze testen onbekend is, moeten wij ons afvragen in hoeverre deze testen in de gezondheidszorg geïmplementeerd moeten worden.

*Vervolg casus mevrouw Alberts*

*U raadt mevrouw Alberts aan veel te bewegen en haar BMI tussen de 20 en 25 kg/m² te houden. Deze adviezen zijn voor haar nog belangrijker dan voor iedere andere Nederlander. Verder bespreekt u dat nuttige DNA-testen (bijvoorbeeld naar MODY's) via de klinisch genetische centra beschikbaar zijn, en dan de consument geen honderden euro's kosten, maar door de ziektekostenverzekeraar worden vergoed.*

Screening op
diabetes

Uit een onlangs verschenen meta-analyse waarin wordt gekeken naar het screenen van alle volwassenen op type-2-diabetes, blijkt dat populatie-screening vooralsnog niet bewezen effectief is. Mensen met hypertensie zouden wel effectief gescreend kunnen worden omdat zij door hun leefstijl en omgevingsfactoren bij voorbaat een verhoogde kans hebben op het ontwikkelen van diabetes. Zodoende kunnen zij medicamenteus ook beter behandeld worden voor hun hypertensie, omdat de bloeddrukwaarden volgens de richtlijnen voor diabetespatiënten lager horen te zijn dan voor niet-diabetespatiënten.

Door meer te gaan bewegen en het dieet aan te passen kan het overgaan van het voorstadium van diabetes in diabetes mellitus type 2 voorkomen of uitgesteld worden. In het bijzonder blijkt dat hulp bij intensieve leefstijlveranderingen en farmacotherapeutische interventies bijdragen aan de afname van progressie van prediabetes naar diabetes. Er zijn echter nog geen studies naar het effect van deze interventies op langere termijn.

Preventie op maat

In Nederland wordt preventie veel toegepast door middel van screening en via websites. Genetica is hier nog maar een klein onderdeel van, maar leefstijlinterventie heeft inmiddels wel een plaats gevonden bij preventie die op het individu is toegesneden. De eerste lijn volgt deze tendens maar loopt achter op het gebied van genetica en genomics, preventie en screening. Wellicht zal er op korte termijn ruimte zijn voor gerichte interventie door genetische testen op diabetes, waarbij de monogene subtypen het eerst van klinisch nut zullen zijn. Nu is er nog niet voldoende evidence voor het algemeen toepassen van genetische testen bij preventie op populatieniveau. In dit spanningsveld tussen op populatieniveau en individueel niveau preventie aanbieden, moet gezocht worden naar een effectieve en efficiënte toepassing van de genetica bij diabetes en preventie op maat. Het National Actieplan Diabetes (NAD) is momenteel het politieke en strategische raamwerk waarbinnen eventueel preventieve initiatieven ten aanzien van type-2-diabetes geplaatst worden. Dit NAD is door het Nederlandse Diabetes Platform opgezet. Dit platform heeft als uitgangspunt dat diabeten in de samenleving een zo normaal mogelijk leven kunnen leiden. Dit kan alleen als alle betrokken partijen (beroepsbeoefenaren, patiëntenbewegingen en de overheid) zich hiervoor inzetten.

Rol huisarts bij
de preventie van
multifactoriële
aandoeningen

Waarom heeft de ene patiënt met een afwijking in een gen of iemand met een familiaire achtergrond van bijvoorbeeld diabetes mellitus type 2 een pathologisch verhoogde bloedsuiker en de andere patiënt niet? Beweegt ze soms minder? Heeft ze soms overgewicht? Begrijpt de patiënt dat roken in haar geval tot een verhoogde kans op cardiovasculaire aandoeningen kan leiden? Houdt zij al rekening met haar mogelijk ongezonde levenswijze? Begrijpt deze patiënt soms dat aanpassing van haar levenswijze haar kans op (co)morbiditeit verkleint?

Veel vragen die u als huisarts of uw ondersteunend personeel tijdens periodieke (preventie)consulten telkens weer kunt stellen. Het gaat dus veel minder om het farmacotherapeutisch behandelen van multifactoriële aandoeningen dan om het preventief (leefstijlgericht) behandelen.

Er zijn tijdens het spreekuur momenten dat er sprake zou kunnen zijn van een multifactoriële aandoening of dat de patiënt u vraagt om een risicoschatting op ziekte omdat er een bepaalde multifactoriële aandoening in de familie voorkomt. Juist u kunt in de eerste lijn (eventueel na overleg met de tweede lijn) uw patiënten informeren over de mogelijkheden om hun ziekterisico zo klein mogelijk te maken. Doordat patiënten zo goed geïnformeerd zijn, krijgen zij een gevoel van controle over hun situatie en kan er zodoende gedragsverandering bewerkstelligd worden. Uit eerder onderzoek bleek dat het gevoel van controle en kennis over de mogelijk te ontwikkelen ziekte positief zullen bijdragen aan verandering van levenswijze en uiteindelijk tot preventie van ziekte.

Bij multifactoriële aandoeningen is er sprake van een driestappenplan waarbij de huisarts en ondersteunend personeel als praktijkondersteuner of nurse practitioner bij uitstek een centrale rol kunnen spelen:
1 risicovoorspellers definiëren en identificeren samen met de patiënt;
2 ontwikkelen van een preventieve strategie samen met de patiënt;
3 regelmatig evalueren van risicofactoren, preventieve strategieën en eventuele gedragsveranderingen samen met de patiënt.

Samenvattend kunt u als huisarts de patiënt met multipele risicofactoren op een multifactoriële aandoening laagdrempelig begeleiden en zo de risicofactoren minimaliseren.

## Literatuur

Ommen GB van, Cornel MC. Recreational genomics? Dreams and fears on genetic susceptibility screening. Eur J Hum Genet 2008;16;403-4.

Rutten, GEHM, Grauw WJC de, Nijpels G, Goudswaard AN, Uitewaal PJM, Does FEE van der, et al. NHG-standaard Diabetes mellitus type 2. Huisarts Wet 2006;49;137-52. Ook te raadplegen via http://nhg.artsennet. nl.kenniscentrum/k_richtlijnen.htm.

Schrander-Stumpel CTRM, Nijs Bik H de. Klinische genetica (20): Diabetes mellitus. Patient Care 2001;28:33-9.

Schrander-Stumpel CTRM, Curfs LMG, Ree JW van (red). Praktische huisartsgeneeskunde, Klinische genetica. Houten: Bohn Stafleu van Loghum, 2005.

Stumvoll M, Goldstein BJ, Haeften TW van. Type 2 diabetes: principles of pathogenesis and therapy. Lancet 2005;365:1333-46.

## Websites

www.stoeh.nl (Stichting Opsporing Erfelijke Hypercholesterolemie)
www.erfelijkheid.nl
www.rivm.nl

# 8 Genen en gedrag

### Genetica beperkt zich niet tot lichamelijke eigenschappen

**Casus Janneke**

*Janneke de Vries, 15 jaar, komt samen met haar moeder bij u op het spreekuur. Ze is de laatste tijd wat somber, vindt haar moeder. Ze huilt snel, slaapt slecht en piekert veel. Ook heeft ze wel eens tegen moeder tussen neus en lippen door laten vallen dat ze best dood zou willen zijn. Zelfmoordplannen heeft ze niet geuit.*

*Janneke ziet er wat bleek uit en is gekleed in het zwart. Met haar zwart gekleurde haar piekerig voor haar gezicht zit ze ineengedoken naast haar moeder stilletjes voor zich uit te kijken. Eigenlijk ziet u haar nooit op het spreekuur; de laatste keer was toen ze met een oorontsteking kwam op 7-jarige leeftijd. Ze kijkt u nauwelijks aan. U twijfelt aan de diagnose depressie; ze kan ook gewoon puberen. De moeder van Janneke slikt al jaren antidepressiva en is hier tevreden over. U heeft afgesproken dat ze geregeld even langskomt. Moeder heeft ook een tijd begeleiding gekregen van de psycholoog, maar sinds het eigenlijk weer een stuk beter gaat, is ze daarmee gestopt. U weet dat niet alleen de moeder van Janneke, maar ook haar oma bekend is met depressieve episoden.*

*U vraagt zich af hoe u het gesprek kunt beginnen en of u hierbij rekening moet houden met het feit dat depressies vaker voorkomen in de familie van Janneke.*

**Genen en gedrag**

De genetica van psychiatrische aandoeningen als depressies, persoonlijkheidsstoornissen en verslavingen is complex. Is het een gen of is het de omgeving, of zijn het combinaties van genen en omgevingsfactoren die psychiatrische aandoeningen en (problematisch) gedrag veroorzaken?

De laatste jaren gaat er veel aandacht uit naar het nieuwe vakgebied gedragsgenetica en wordt er veel onderzoek gedaan naar de mogelijkheid van erfelijke aanleg als oorzakelijke factor van psychiatrische aandoeningen. De meest voorkomende psychiatrische aandoeningen hebben een verhoogd herhalingsrisico voor kinderen van patiënten met deze aandoeningen. Bij persoonlijkheidsstoornissen (zoals de obsessieve compulsieve stoornis) en verslavingen lijkt er een verband te bestaan met erfelijkheid. Men hoopt door het vinden van voorspellende factoren mensen met een verhoogd risico vroeger op het spoor te komen en zo bijvoorbeeld bij ernstige depressies veel leed en in het beste geval suïcide te voorkomen.

Het 'gen voor depressie' is nog niet geïdentificeerd en zal wellicht nooit geïdentificeerd worden. Wel zijn een aantal genen ontdekt die hier mogelijk bij betrokken zijn. Waarschijnlijk is er bij depressie sprake van een heterogene aandoening. Dit zijn aandoeningen waarbij verschillende oorzakelijke mechanismen en meerdere genen betrokken zijn.

Omdat er op dit moment nog te weinig bewijs is voor een sterk voorspellende genetische factor, is het nog te vroeg om de vertaling te maken van theorie naar praktijk. Het registreren van in de familie voorkomende psychiatrische aandoeningen wordt door onderzoekers op het gebied van gedragsgenetica wel aanbevolen, enerzijds omdat de familieanamnese het beleid (mede) kan bepalen, anderzijds omdat de wetenschappelijke ontwikkelingen snel gaan en het dus wellicht op termijn wel relevant kan zijn genetische testen te doen. Verdere conclusies of adviezen op het gebied van genetische diagnostiek en therapeutische consequenties zijn er vooralsnog niet.

Op internet worden genetische zelftesten aangeboden waarvan beweerd wordt dat ze het risico voorspellen op psychiatrische aandoeningen (zie ook hoofdstuk 7, 'DNA-zelftesten op genetische gevoeligheid voor diabetes'). Bewijs voor het klinisch nut hiervan is er echter vooralsnog niet.

Vervolg casus
Janneke

*U vertelt Janneke en haar moeder dat u denkt dat Janneke mogelijk ook een depressie heeft. Naast het feit dat u de klachten en het gedrag hierbij vindt passen, speelt ook het familiaire voorkomen mee. Het risico lijkt uit wetenschappelijk onderzoek groter te zijn bij kinderen en kleinkinderen van mensen met depressies. Maar het is nog onduidelijk hoe u hiermee rekening moet houden op basis van de psychiatrische voorgeschiedenis van de familieleden en ook is het niet duidelijk hoe dit haar behandeling zal beïnvloeden. Vooralsnog zult u Janneke behandelen zoals u dat altijd doet bij jongvolwassenen van haar leeftijd.*

*U adviseert om haar naar een jeugdpsychiater te verwijzen voor verdere diagnostiek en zo nodig behandeling.*

*Janneke schrikt eerst maar na enig aandringen van haar moeder stemt zij ermee in en u schrijft een verwijsbrief waarin u ook aangeeft dat er sprake is van een familiaire voorgeschiedenis van depressies.*

*Een paar maanden later krijgt u een brief terug van de jeugdpsychiater waarin hij de diagnose depressieve stoornis bevestigt. Hij behandelt Janneke hiervoor met cognitieve gedragstherapie en met medicatie.*

**Casus Stef**

*Stef van Hogst, 3 jaar, komt bij u op het spreekuur samen met zijn moeder Carla. Moeder maakt zich zorgen over het gewicht van Stef. Hij weegt nu 40 kilogram bij een lengte van 1,20 meter; hij heeft een BMI van 27,8 kg/m², wat past bij ernstige obesitas bij jongens op een leeftijd van 3 jaar. Er wordt op deze leeftijd van overgewicht gesproken bij een BMI van 17,89 kg/m² en van obesitas bij een BMI van 19,57 kg/m². Het consultatiebureau heeft moeder daarom geadviseerd te gaan praten met de huisarts en te overwegen naar de kinderarts te gaan. Carla en haar man zijn helemaal niet zulke grote eters en sporten regelmatig. Carla begrijpt dus eigenlijk niet hoe het komt dat haar zoon Stef altijd maar vraagt naar snoep en vaak wel drie borden eet bij het avondeten. Van haar vriendinnen met jonge kinderen hoort ze altijd dat hun kinderen moeilijke eters zijn.*

Kinderobesitas

Op dit moment heeft meer dan 1 op de 8 kinderen van 5-12 jaar overgewicht, van wie 7%.[1] Dit aantal zal de komende jaren naar verwachting toenemen als gevolg van minder bewegen en slechte voeding. De behandeling van kinderobesitas is er op gericht kinderen al op jonge leeftijd te activeren en gezondere voeding te laten eten. Sommige poliklinieken Kindergeneeskunde hebben hiervoor een spreekuur opgericht. Het is duidelijk dat kinderen, indien zij niet behandeld worden voor hun overgewicht, een verhoogde kans hebben op het ontwikkelen van diabetes en cardiovasculaire aandoeningen. Vaak hebben zware kinderen ook weinig zelfvertrouwen.

Vervolg casus Stef

*U schrikt van de BMI van Stef. U legt aan Carla van Hogst uit dat dit een uiterst hoge waarde is, waar op korte termijn wat aan moet gebeuren.*

*Carla vertelt verder dat zij van haar zoon Stef is bevallen na een keizersnede in verband met een stuitligging. Hij is altijd een rustige baby geweest, in de buik al, en had altijd wat slappe armen en benen de eerste maanden na zijn geboorte. Het consultatiebureau heeft een paar keer overwogen Stef naar de huisarts te verwijzen met het advies hem door te sturen naar de kinderarts. De matige grofmotorische ontwikkelingsachterstand leek echter bij elk bezoek weer iets minder te worden. Wat ze wel opmerkelijk vindt, is dat hij pas sinds een halfjaar goed kan lopen. Eigenlijk vindt ze dit erg raar; de dochter van haar zus kon immers al op anderhalfjarige leeftijd lopen. Andere mensen stelden haar altijd gerust, 'want jongetjes ontwikkelen zich altijd langzamer dan meisjes'.*

*Sinds een paar maanden gaat Stef naar de peuterschool waar hij redelijk meekomt, maar daar is wel al aangegeven dat hij extra logopedische begeleiding zal krijgen omdat hij niet zo goed kan meekletsen met de rest.*

*U vindt de ontwikkeling van Stef niet normaal. Wat er precies aan de hand is, weet u niet, maar u heeft het gevoel dat er iets is, zeker ook nu de moeder u meer vertelt over de afgelopen jaren. U besluit samen dat Stef op korte termijn naar de kinderarts verwezen moet worden en u schrijft diezelfde dag nog een verwijsbrief.*

*Een paar weken later kan Stef langskomen op de polikliniek en u krijgt kort erna een brief van de kinderarts. Hierin staat dat hij Stef niet alleen naar een kinderfysiotherapeut en kinderpsycholoog wil sturen, maar hem ook naar de*

---

[1] Kinderobesitas wordt net als bij volwassenen gedefinieerd als het hebben van een teveel aan lichaamsvet. Hoewel de BMI-grens van 30 gebruikt wordt bij volwassenen als definitie van obesitas, is deze bij kinderen per leeftijd en geslacht verschillend. Zie ook de tabel op: http://www.eetonderzoek.nl/themas/obkinderen.htm.

polikliniek Klinische genetica heeft doorverwezen, omdat hij denkt aan een moge-lijk genetisch syndroom.

**Prader-willisyndroom**

Het klinisch beeld waar Stef op 3-jarige leeftijd aan voldoet, past bij het prader-willisyndroom. Dit kan verder uitgezocht worden op het genoomdiagnostieklaboratorium.

Dit syndroom is een van de meest voorkomende syndromen met mentale retardatie als kenmerk. Het komt voor bij 1 op de 8000-10.000 kinderen. De kenmerken van hypotonie op babyleeftijd en de matige ont-wikkeling in de eerste levensjaren passen daarbij. Sommige kinderen zullen licht mentaal geretardeerd zijn en hebben dan ook speciale schoolopvang nodig. Dit laatste is erg belangrijk, wat ook blijkt uit verhalen van patiënten op de site van de patiëntenvereniging www.praderwillisyndroom.nl.

Het ernstige overgewicht en continu bezig zijn met eten zijn ook typisch afwijkende gedragskenmerken van deze patiënten. Daarnaast kunnen kinderen automutilerende handelingen als pulken aan korstjes blijven herhalen. Het is niet alleen belangrijk voor de kinderen dat zij op een zo jong mogelijke leeftijd worden gediagnosticeerd, ook voor de ouders is het goed om te weten wat er aan de hand is. Hun zelfvertrouwen en begrip voor hun kind zullen hierdoor toenemen.

Een paar maanden later ontvangt u een uitgebreide brief van de afdeling klinische genetica waar de familie Van Hogst is geweest. De vermoedens van de kinderarts dat het gaat om het prader-willisyndroom blijken te klop-pen. Uit genetisch onderzoek is gebleken dat Stef een chromosomale afwij-king in de regio 15q11-q13 heeft. In het gebied 15q dat hij van vader heeft geërfd, ontbreekt een stukje chromosoom waarop een aantal genen liggen.

Deze chromosomale afwijking heeft tot resultaat dat de hypothalamus niet goed werkt waardoor er een groeihormoondeficiëntie optreedt. Het gevolg is onder andere een stoornis in de slaap en de lichaamstempera-tuur. Ook het onverzadigbare eten wordt hierdoor verklaard. Meestal komt dit syndroom eenmalig in de familie voor. Het feit dat Stef deze chromo-somale afwijking heeft, veroorzaakt geen verhoogde kans op het prader-willisyndroom bij broers en zussen of kinderen van de broers of zussen.

Voor alle zekerheid is bij een eventuele volgende zwangerschap prenatale diagnostiek door middel van een vlokkentest of vruchtwaterpunctie, indien gewenst, mogelijk. De indicatie voor prenatale diagnostiek bij een eventuele volgende zwangerschap is 'chromosomale afwijking bij een vorig kind'.

**Vervolg casus Stef**

*U besluit na het ontvangen van de brief van de afdeling Klinische genetica con-tact op te nemen met de familie Van Hogst. Carla van Hogst geeft telefonisch aan dat hoewel ze erg zijn geschrokken van de diagnose bij Stef, zij nu toch ook wel tevreden zijn omdat ze nu eindelijk begrijpen wat er al die tijd aan de hand was.*

Daarnaast wordt Stef nu via de poli Kindergeneeskunde zeer intensief begeleid door de kinderfysiotherapeut en kinderpsycholoog, en kijkt er een nurse practitioner mee hoe het gaat met zijn eet- en beweegpatroon. Verder krijgt Stef injecties met groeihormoon waardoor men verwacht dat hij binnen een jaar weer op een normale groeicurve zal uitkomen.

U vindt het ook belangrijk om te weten, naast het feit dat u natuurlijk in de probleemlijst van uw huisartseninformatiesysteem opneemt dat Stef het prader-willisyndroom heeft, dat u ook rekening moet houden met een mogelijke stoornis in de regulatie van de lichaamstemperatuur. Dit betekent dat u zich moet realiseren dat infecties bij Stef niet gepaard hoeven te gaan met koorts. Gedragsafwijkingen hangen soms samen met een genetische oorzaak. Zowel voor vroege herkenning als behandeling kan de genetische factor relevant zijn voor de behandeling.

## Literatuur

Schrander-Stumpel CTRM, Burgt I van der, Noordam C, Schrander JJP, Smeets E, Thoonen, et al. Genetische syndromen: een illustratie. In: Schrander-Stumpel CTRM, Curfs LMG, Ree JW van. Klinische genetica. Praktische huisartsgeneeskunde. Houten: Bohn Stafleu van Loghum, 2005.

Weissman MM, Wickramaratne P, Nomura Y, Warner V, Verdeli H, Pilowsky DJ, et al. Families at high and low risk for depression: a 3-generation study. Arch Gen Psychiatry 2005;62:29-36.

## Websites

www.psych.org/dsmv.asp
www.praderwillisyndroom.nl
www.eetonderzoek.nl/themas/obkinderen.htm

# Register

# Practicum huisartsgeneeskunde

In de reeks *Practicum huisartsgeneeskunde* zijn nog leverbaar:
*Aandoeningen bij kinderen* ISBN 978 90 352 2698 2
*Allergie* ISBN 978 90 352 2775 0
*Astma en COPD* ISBN 978 90 352 2417 9
*Borstkanker, behandeling en zorg* ISBN 978 90 352 2882 5
*Bovenbuikklachten* ISBN 978 90 352 2519 0
*Bovenste luchtweginfecties* ISBN 978 90 352 2733 0
*Chronisch psychiatrische patiënten* ISBN 978 90 352 2705 7
*De huisarts en de patiënt met een verstandelijke beperking* ISBN 978 90 352 2642 5
*Diabetes mellitus in de huisartspraktijk* ISBN 978 90 352 2523 7
*Dokteren in de stad* ISBN 978 90 352 3090 3
*Eetstoornissen* ISBN 978 90 352 2847 4
*Endocrinologie* ISBN 978 90 352 3154 2
*Ethische problemen in de huisartspraktijk* ISBN 978 90 352 2169 7
*Functionele buikklachten* ISBN 978 90 352 2416 2
*Hand- en polsklachten* ISBN 978 90 352 2923 5
*Huisarts en moeheid* ISBN 978 90 634 8340 1
*Huisarts en recht* ISBN 978 90 352 2979 2
*Huisarts en sport* ISBN 978 90 352 2499 5
*Hypertensie* ISBN 978 90 352 2277 9
*Menstruatieklachten* ISBN 978 90 352 2489 6
*Oogheelkunde* ISBN 978 90 352 2738 5
*Praktische epidemiologie* ISBN 978 90 352 2997 6
*Proctologie* ISBN 978 90 352 2656 2
*Puzzels en dwaalwegen in de neurologie* ISBN 978 90 352 2809 2
*Seksespecifieke huisartsgeneeskunde* ISBN 978 90 352 2907 5
*Schouderklachten* ISBN 978 90 352 2570 1
*Somatisatie* ISBN 978 90 352 2225 0
*Urologische problemen* ISBN 978 90 352 2582 4

Voor het bestellen van losse delen of voor opgave van een abonnement op de serie *Practicum huisartsgeneeskunde* kunt u contact opnemen met Reed Business, klantenservice: tel. 0314 - 358 358 of e-mail: gezondheidszorg@reedbusiness.nl
Losse delen zijn ook verkrijgbaar via de boekhandel.

Printed in the United States
By Bookmasters